NOUVELLE MÉTHODE

DE

TRAITEMENT DE LA DIPHTHÉRIE

PAR

LE DOCTEUR G. GUELPA

Membre de la Société de médecine pratique
Membre correspondant de la Société de climatologie algérienne.

CONTRIBUTION AU TRAITEMENT DE LA DIPHTHÉRIE

PREMIÈRES APPLICATIONS DE MA MÉTHODE DE TRAITEMENT DE LA DIPHTHÉRIE

FAITES A L'HOPITAL TROUSSEAU

CONSIDÉRATIONS ET PROPOSITIONS AU SUJET D'UN CAS DE DIPHTHÉRIE

PARIS

OCTAVE DOIN, ÉDITEUR

8, PLACE DE L'ODÉON

—

1887

NOUVELLE MÉTHODE

DE

TRAITEMENT DE LA DIPHTHÉRIE

PARIS. — TYPOGRAPHIE A. HENNUYER, RUE DARCET, 7.

NOUVELLE MÉTHODE

DE

TRAITEMENT DE LA DIPHTHÉRIE

PAR

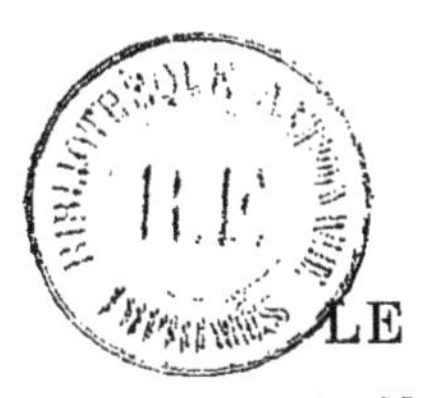

LE DOCTEUR G. GUELPA

Membre de la Société de médecine pratique
Membre correspondant de la Société de climatologie algérienne.

CONTRIBUTION AU TRAITEMENT DE LA DIPHTHÉRIE

PREMIÈRES APPLICATIONS DE MA MÉTHODE DE TRAITEMENT DE LA DIPHTHÉRIE

FAITES A L'HOPITAL TROUSSEAU

CONSIDÉRATIONS ET PROPOSITIONS AU SUJET D'UN CAS DE DIPHTHÉRIE

PARIS

OCTAVE DOIN, ÉDITEUR

8, PLACE DE L'ODÉON

1887

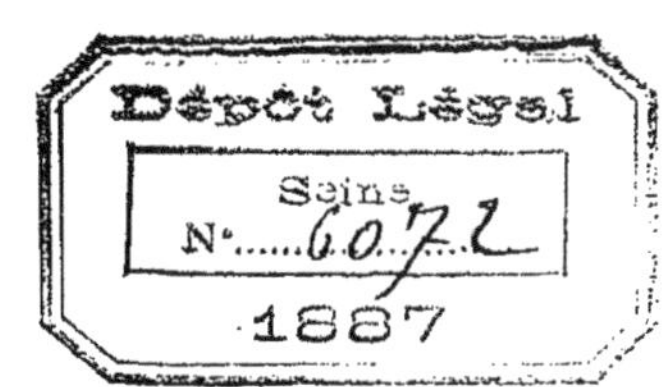

A MONSIEUR LE DOCTEUR DUJARDIN-BEAUMETZ

MEMBRE DE L'ACADÉMIE DE MÉDECINE

Mon savant maitre,

J'ai réuni dans cette publication les trois études que j'ai faites sur le traitement de la diphthérie. Je me permets de vous les dédier.

Ce n'est pas qu'en osant y attacher votre nom si illustre je me fasse illusion sur la valeur de mon travail, loin de là. Mais j'en suis très heureux, parce qu'il m'offre l'occasion de vous témoigner publiquement ma vive et profonde gratitude pour les conseils et les encouragements que vous m'avez donnés, et pour les bontés que vous avez eues pour moi, inconnu, n'ayant à mon actif que l'ardent désir et la volonté tenace d'augmenter et de fortifier mes connaissances scientifiques.

Dr G. GUELPA

Paris, le 15 octobre 1887.

CONTRIBUTION

AU

TRAITEMENT DE LA DIPHTHÉRIE [1]

J'étais à Sétif, en Algérie, lorsque après une forte épidémie de scarlatine (1875-1876) se développa dans la région une épidémie très grave de diphthérie qui fit de vrais ravages, surtout en 1878, 1879, 1880.

Au commencement, comme tout nouveau médecin, je me trouvais embarrassé sur le choix à donner à l'innombrable série de traitements que la science oppose à cette terrible maladie. Après avoir de mon mieux consulté le plus d'ouvrages dont je pouvais disposer, je m'arrêtais au traitement Aubrun. J'ai eu la chance de faire mes débuts assez favorablement. Je mettais en exécution ce traitement avec le plus d'exactitude possible, c'est-à-dire que je touchais trois ou quatre fois par jour l'arrière-gorge avec une éponge imbibée d'une solution aqueuse de perchlorure de fer plus ou moins concentrée et je faisais boire, toutes les cinq minutes ou tous les quarts d'heure, une solution de perchlorure de fer de 5 à 10 pour 1 000. Comme je dis, ce traitement me donnait d'assez bons résultats. Mais peu à peu j'ai constaté qu'il avait de grandes imperfections. A part une certaine difficulté d'application, il occasionnait en quelques cas une aggravation de la maladie,

(1) Communication à la Société de médecine pratique.

surtout lorsque se manifestait la tuméfaction du cou et lorsque la diphthérie gagnait les fosses nasales.

En présence de ces constatations, j'ai pensé de modifier complètement le traitement de M. le docteur Aubrun, et les résultats que j'en ai obtenus sont de beaucoup préférables. D'abord, je dois dire que l'expérience m'a prouvé combien sont nuisibles les attouchements avec des solutions plus ou moins concentrées de perchlorure de fer, ou d'un autre agent caustique quel qu'il soit. Ils favorisent plus tôt l'extension de la maladie, et, en outre, constituent la partie la plus difficile, la plus douloureuse, et par là, plus de crainte du traitement. Je les ai, par conséquent, supprimés. En deuxième lieu, j'ai remarqué qu'en faisant ingérer toutes les cinq ou dix minutes une cuillerée de solution de perchlorure de fer au centième, on finissait par en introduire dans l'estomac du malade une quantité telle, qu'il en résultait une constipation très tenace suivie d'augmentation de la congestion de la bouche et de la gorge. En outre, un autre inconvénient de l'ingestion très fréquente de la solution de perchlorure de fer était que l'enfant souvent s'y refusait de toutes ses forces, et la tension qu'il développait pour s'opposer à l'introduction du liquide occasionnait presque toujours une congestion telle de la tête, et surtout de la région malade, que franchement il y avait à se demander si le bien qu'on pourrait tirer de l'administration du médicament n'était pas grandement perdu par l'aggravation forcément consécutive à cette tension et congestion si souvent renouvelées. Ces considérations pratiques m'ont conduit à supprimer aussi l'administration par cuillerées de la solution de perchlorure de fer.

J'ai dit plus haut que l'application du traitement du docteur Aubrun n'était d'aucune utilité, sinon nuisible lorsque la diphthérie gagnait les fosses nasales. C'est spécialement dans ces cas que ma méthode prouve sa supériorité, et que appliquée à temps elle sert à enrayer la maladie.

Certes, si on attend que les fosses nasales soient pleines de fausses membranes, qu'il n'y ait plus possibilité de faire circuler en elles un courant de liquide, certes, dis-je, ma méthode, comme n'importe laquelle, dans ces cas malheureusement échouera. Mais si, dès qu'on s'aperçoit que la diphthérie a de la tendance à monter, ou encore mieux, si, toujours par précaution, on fait des injections plus ou moins fréquentes dans chaque narine et des injections complètes, c'est-à-dire telles que le courant liquide entrant par une narine sorte en partie par l'autre et en partie par la bouche, dans ces cas, bien rarement, sinon jamais, on n'aura à assister à la diphthérie de toutes les fosses nasales avec suintement de morve diphthéro-sanguinolente qui, je crois, est le vrai point de départ de l'infection générale, et, par conséquent, la plus fréquente cause de la mort.

Les observations que je rapporterai plus loin serviront à prouver de quelle utilité sont les injections nasales. En effet, des enfants qui avaient déjà le cou volumineux par l'hypertrophie des ganglions et par la gêne de la circulation, et qui ne respiraient déjà plus que par la bouche, soumis à des injections répétées et forcées au point de pouvoir ouvrir le passage au courant du liquide dans les deux narines, ont obtenu immédiatement une détente de la gravité de leur situation, et la maladie a suivi une allure favorable.

Un autre avantage de mon traitement, avantage qui est partagé aussi par le traitement du docteur Aubrun, est d'empêcher presque toujours que la diphthérie angineuse soit suivie de diphthérie croupale. Sur plus de deux cents cas d'angine diphthéritique, une seule fois il m'est arrivé de voir la diphthérie descendre et envahir le larynx et la trachée, malgré les lavages avec la solution de perchlorure de fer. Et celui-ci est le seul cas qui se soit présenté à moi dans ces conditions. Cependant, dans la même épidémie, mes confrères avec d'autres traitements en eurent des cas assez fréquents. Ce qui me fait croire que cette espèce d'immunité provient de ce que le perchlorure de fer modifie totalement la nature de la muqueuse en la rendant terrain réfractaire à l'envahissement de l'agent morbide. Ce fait et ces considérations constituent un puissant argument en faveur de la théorie que la diphthérie est d'abord une maladie essentiellement locale. Je ne fais que noter en passant cette question sans entrer complètement dans la discussion. Elle m'éloignerait trop du but très simple et purement pratique que je me suis proposé ici. Je me réserve pour plus tard, lorsque des faits plus nombreux, surtout des observations mieux recueillies et des examens micrographiques me permettront de donner plus de valeur à mes assertions et de faire un travail plus complet.

Une des causes de la supériorité incontestable que

ma méthode a sur toutes les autres est sa facilité d'administration, sa praticité, s'il est permis de s'exprimer ainsi; la possibilité de l'associer à l'occasion à d'autres médications, comme, par exemple, aux traitements des docteurs Delthil, Geffrier, etc., et enfin la minime dépense qu'elle nécessite. En effet, une simple poire en caoutchouc et quelques dizaines de grammes de perchlorure de fer, dont on met une vingtaine de gouttes dans chaque verre d'eau, sont la principale et bien souvent l'unique dépense nécessaire du commencement à la fin de la maladie. Avec cela, il est très rare que les malades se refusent de subir l'application du traitement, surtout si on a le soin de faire tiédir légèrement l'eau dans le cas d'injection nasale (1). Et quand même le petit malade ne se prête pas de bonne volonté aux injections, il est très facile de glisser la canule de l'injecteur entre les joues et l'arcade dentaire, et de faire parvenir ainsi par derrière la dernière molaire le jet jusqu'au fond de la gorge, sans plus être obligé d'ouvrir avec force les mâchoires, inconvénient très grave que peuvent seulement bien apprécier ceux qui se sont trouvés souvent en butte à pareille difficulté.

Elle n'est pas de moindre importance la considération qu'avec le traitement par les injections de la solution de

(1) Plus d'une fois et pour différents motifs, j'ai dû me servir de liquide froid pour l'injection dans le nez; j'ai constaté combien était désagréable la sensation ressentie par le malade; quelquefois elle était vraiment insupportable. Il suffit d'ailleurs d'aspirer par le nez un peu d'eau à basse température pour se rendre compte facilement de la douleur que dans ces cas doivent éprouver les malades.

perchlorure de fer on rassainit la muqueuse laryngo-
trachéale; de sorte que, en cas de croup, si on a le temps
de faire des injections pendant deux ou trois jours avant
de procéder à la trachéotomie, on a toute probabilité
d'éviter la bronchite croupale et la diphthérie de la
plaie, en ayant, bien entendu, le soin de laver plusieurs
fois par jour la plaie avec la même solution, tout en
continuant les injections par la bouche et par le nez.

J'ai dit, en commençant, que je me suis trouvé présent à une épidémie de diphthérie qui a sévi à Sétif par-
culièrement en 1878, 1879, 1880. Dans cette triste circonstance, j'ai donné mes soins à plus de deux cents
personnes atteintes de cette grave affection. Je regrette
bien en ce moment que, n'ayant pas pensé à faire cette
publication, je n'ai pas pris note avec soin de toutes les
observations distinctement, car mon travail pourrait
présenter un bien plus grand intérêt. Cependant de ceux
dont la mémoire me vient en aide et du résultat de mes
quelques notes éparses et de la consultation de mon
journal de visite, je déduis que dans tous les cas de
diphthérie que j'ai soignés à Sétif, la mortalité n'a pas
atteint le 15 pour 100, y compris les cas où les malades
se présentaient à moi avec les fosses nasales déjà remplies de fausses membranes et imperméables au courant
de l'injection, des fois seulement quelques heures avant
la mort; y compris les cas d'enfants encore au sein et
les cas de croup déclaré et déjà bien avancé.

Je sais que des assertions de telle nature de la part
de qui n'a pas encore d'autorité et n'a pas encore fait
preuve de bonne foi dans la science; je sais, dis-je, que

de pareilles assertions ont lieu d'être mises en quarantaine. Je ne chercherai pas à contester cette juste réserve, mais je compte que j'aurai l'occasion, et d'ailleurs je la provoquerai, de pouvoir réunir un grand nombre d'observations bien détaillées et qu'il sera possible de contrôler; et, en outre, j'espère que d'autres, disposant de plus de facilités que moi et avec esprit plus indépendant, voudront bien essayer ma méthode. Et alors, je n'en doute pas, on pourra établir que les chiffres de mortalité que je donne ne sont que l'expression de la pure vérité. Dans ce chiffre de mortalité il s'agit à la fois des cas soignés avec le traitement du docteur Aubrun (le plus grand nombre) et de ceux qui furent soignés avec ma nouvelle méthode. Je tiens à faire cette remarque, parce que je suis persuadé que le pour cent des morts de diphthérie traités par les injections de perchlorure de fer, comme je les conseille, doit descendre à une quantité minime (1), certainement

(1) Dans la statistique de la ville de Paris, la diphthérie est l'affection qui, depuis quinze ans, a occasionné la mortalité la plus grande comparativement aux autres maladies épidémiques. Elle dépasse même la fièvre typhoïde. Elle représente la mortalité moyenne de 1 pour 1 000 du chiffre de la population, et de 35 pour 1 000 de la généralité des décès. La proportion de la mortalité relativement aux atteints de la maladie, d'après M. le docteur Pennel, aurait été à l'hôpital des Enfants malades de 74 pour 100 en 1881, de 63 pour 100 en 1882, de 62 pour 100 en 1883 et de 64 pour 100 en 1885; et, d'après M. Roger, interne à l'hôpital Trousseau, elle aurait été de 55 pour 100 dans cet hôpital, pendant les années 1883 et 1884. M. Hénoc, dans sa statistique, donnerait une mortalité d'à peu près 65 pour 100; et la commission russe aurait constaté, pour la Russie, la mortalité de 40 pour 100 des atteints de diphthérie pendant l'année 1877. M. le docteur Lunin,

au-dessous de 10 pour 100, lorsque le traitement est appliqué dès le commencement de la maladie, comme on peut le faire dans la clientèle intelligente et dans les cas de diphthérie contractés à l'hôpital. Je n'ignore pas que, dans ce dernier cas, le résultat ne sera peut-être pas si satisfaisant à cause de la mauvaise constitution de la généralité de ces malades ; cependant je ne doute aucunement que la mortalité effrayante qu'on a encore aujourd'hui sera réduite d'une façon remarquable (1). Et, en outre, je pense que les cas de contagion intérieure seront aussi grandement diminués dans les hôpitaux, lorsque les malades d'affections différentes, exposés à la contagion, seront soumis préventivement, et tous les jours, à quelques injections de la solution de perchlorure de fer. J'ai motif d'affirmer cette assertion, parce que dans toutes les occasions où j'ai pu obtenir des familles qu'on prît cette précaution, jamais je n'ai rencontré un nouveau cas de diphthérie, quoique, par cause d'impossibilité, on n'eût pu éviter au malade la communication avec les autres membres de la famille.

Je vais relater quelques observations, et d'abord celles qui ont frappé plus spécialement mon attention parmi les cas de diphthérie observés à Sétif, et qui se prêtent

dans le compte rendu du mouvement des malades atteints de diphthérie, soignés à l'hôpital d'Oldemburg pendant l'année 1882, fait connaître que sur 296 cas il y eut 164 morts, soit une mortalité moyenne de 55,8 pour 100.

(1) Dans la *Revue mensuelle des maladies de l'enfance* du 15 juin 1885, nous relevons que les cas de diphthérie contractés à l'hôpital, malgré les pavillons d'isolement, furent en 1884 de 154 sur 823 diphthéritiques soignés à l'hôpital des Enfants malades, et que la mortalité dans ces cas atteignit la proportion de 3 sur 4.

le mieux à faire comprendre les considérations qui précèdent.

Pour le motif dont j'ai parlé plus haut, que mon intention première n'était point de publier ces faits, il y aura probablement un peu d'inexactitude à propos des dates, et quelques oublis de certains symptômes ou petites modalités secondaires de la maladie. Mais pour ce qui est du vrai fond de la question, de la réalité de l'observation, j'en garantis la plus absolue véracité. Cet inconvénient n'aura pas lieu pour les six dernières observations. Elles sont le rapport fidèle et journalier des six cas de diphthérie, les seuls que, jusqu'à présent, j'ai eu l'occasion de traiter à Paris.

Obs. I.— N..., fils de M. A..., briquetier dans la banlieue de Sétif, était un enfant de constitution médiocre. Il était âgé de cinq ans. Au mois de novembre 1877, il fut pris de mal à la gorge et deux jours après de toux et extinction de voix. A cette période on me fit appeler, et je constatais que la gorge était légèrement enflammée et les amygdales à peine tuméfiées, mais portant chacune une pseudo-membrane blanc-grisâtre très tenace et de la dimension d'un centimètre environ. La voix était complètement éteinte et l'état général du malade relativement bon. Après l'administration d'un vomitif, je fis instituer le traitement du docteur Aubrun : cautérisation trois fois par jour, et ingestions toutes les cinq minutes d'une cuillerée de la solution ordinaire. Le lendemain, le tirage commençait à se faire inquiétant. On insista dans le même traitement. Le surlendemain les fausses membranes étaient disparues de la gorge, mais la gêne de la respiration était devenue si grande, que l'enfant menaçait d'étouffer. Ses parents refusaient de consentir à l'opération. On essaya encore l'ipécacuanha et le sulfate de cuivre, mais inutilement. En présence de cet insuccès et du danger imminent, la famille ne mit plus d'opposition, et l'après-midi de ce troisième jour de traitement, après avoir bien examiné que la maladie ne s'étendait pas dans les bronches, assisté des collègues MM. les docteurs Decœur et Létard, je pratiquais l'ouverture de la trachée d'après la méthode de Saint-Germain. L'opération avait parfaitement réussi, l'amélioration suivait une allure régulière et très satisfaisante déjà depuis quatre jours, lorsque la mort presque subite vint me ravir ce succès, succès auquel je tenais doublement, car il s'agissait de ma première trachéotomie. J'en eus un vrai chagrin surtout lorsque, en enlevant la canule, je constatais que la mort avait été occasionnée par la négligence de la garde-malade, par le manque de nettoyage de la canule intérieure ; les sécrétions, s'étant ramassées et durcies dans ce conduit, avaient fini par en restreindre tellement la lumière, qu'elles rendirent insuffisante l'entrée de l'air nécessaire. Et j'ai eu plus tard la certitude de cette cause de la mort, car, ayant obtenu de la famille la permission de faire l'autopsie de l'enfant, j'ai trouvé que tout l'arbre respiratoire, au-dessous de la canule, ne présentait aucune trace de lésion et que la muqueuse laryngée était couverte d'exsudats diphthéritiques à deux tiers déjà détachés. J'ai conservé pendant plusieurs années ce larynx avec les fausses membranes encore en partie adhérentes; plusieurs de mes confrères ont eu l'occasion de l'examiner.

Obs. II. — Un cas ayant plusieurs points de ressemblance avec le précédent, à l'exception du résultat final, est celui de la petite fille de M. B.... Agée de deux ans et demi, elle était une enfant de constitution excellente. Après avoir eu mal à la gorge pendant quatre jours sans subir aucun traitement, si ce n'est quelques tisanes, elle fut amenée à ma consultation le 25 septembre 1882, parce qu'elle présentait des symptômes *d'enrouement* qui inquiétait les parents. Il y avait de quoi. En effet, la gorge et les amygdales étaient rouges et hyperémiées, et sur la paroi postérieure du pharynx comme sur l'amygdale droite, on remarquait la présence d'exsudats diphthéritiques. La voix était rauque et la toux sèche et suivie souvent d'inspirations longues et bruyantes. Il n'était pas difficile de poser le diagnostic. Immédiatement je faisais pratiquer les injections avec la solution et ma méthode habituelle, tout en ordonnant en même temps

un éméto-cathartique. Le lendemain et le surlendemain, l'état
de la malade ne fit que s'aggraver. Le tirage si pénible, les efforts d'inspirations si violents, l'agitation et l'angoisse de l'enfant présentaient un cadre si menaçant, qu'on se décida à ne plus
reculer l'opération. Assisté de mon confrère le docteur Duprét,
je pratiquais la trachéotomie le matin du quatrième jour après
le commencement du traitement. Les suites de l'opération furent très normales, et le huitième jour après l'opération, je
pouvais enlever définitivement la canule. Il ne manquait plus
que la cicatrisation de la plaie pour que l'enfant fût complètement rétablie, ce qui eut lieu bien rapidement. J'oubliais de dire
que l'enfant parla *sous voix* pendant près de sept semaines.

Obs. III. — Au mois de janvier 1879, la famille G..., d'Aïn-
Rouha, venait de perdre du croup son fils aîné, garçon très bien
constitué et âgé de cinq ans. Il avait été traité je ne sais par
quel système, et on avait pratiqué la trachéotomie sans succès.

Quelques jours après, l'enfant cadet, âgé de trois ans, présen-
tant les mêmes symptômes de la maladie du premier, les parents
le transportèrent à Sétif et s'adressèrent à moi pour le soigner.
Il avait la voix enrouée, la toux rauque et des pseudo-membranes
bien visibles au pharynx et aux amygdales. La fièvre n'était pas
bien ardente, mais le tirage de la respiration dès le deuxième
jour était devenu si intense, que pendant les deux jours qui suivirent, on a été continuellement dans l'anxiété de voir mourir
le petit malade ; car les parents, trop impressionnés du résultat
de l'opération sur leur aîné, étaient décidés absolument à refu-
ser dans ce cas la permission de la trachéotomie. Heureusement
que sous des efforts violents de vomissements provoqués dans la
nuit suivante par l'administration d'une potion avec du sulfate
de cuivre, le malade rendit une longue et dure fausse membrane. Je crois qu'elle était tout entière. Elle avait la forme du
conduit respiratoire et était de la longueur d'environ 3 centimètres, et épaisse à certains endroits d'au moins 2 millimètres.
L'état du petit malade devint immédiatement plus rassurant. Et
quatre jours après, malgré que dans l'intervalle il eût eu encore
quelques légers accès de dyspnée, la santé s'était rétablie parfaitement. A part les vomitifs que j'avais administrés à la fin,

tout le traitement avait consisté dans l'application stricte de la méthode Aubrun.

Obs. IV. — Emile M..., âgé de cinq ans, était un enfant qui, quoique doué de très bonne et vigoureuse constitution, présentait l'ensemble du tempérament lymphatique très prononcé. Il était gros et potelé, et avait le cou relativement court et gras. Le 1er avril 1880, une fièvre brûlante, accompagnée de rhume et mal de gorge, donna aux parents l'idée que leur enfant fût atteint d'angine diphthéritique. L'épidémie sévissait en ce moment au plus fort dans la ville, la crainte était donc bien légitime. Ils me firent appeler immédiatement, et déjà à ce moment (quelques heures après la manifestation de l'invasion de la maladie), je constatais la présence de fausses membranes occupant le fond de la gorge et les amygdales légèrement hypertrophiées. La fièvre était très vive (température, 40 degrés; pulsations, 120), l'enfant avait la face injectée et toussait légèrement, mais la voix n'était pas du tout rauque. Je touchais d'abord les fausses membranes avec le perchlorure de fer à 30 degrés, et je faisais ensuite administrer au petit malade un vomitif suivi (après effet) de 40 centigrammes de sulfate de quinine. En même temps je prescrivais de faire boire tous les quarts d'heure une cuillerée de la solution de perchlorure de fer. Mes conseils furent suivis scrupuleusement; mais malgré eux la maladie, le lendemain, avait déjà fait des progrès si rapides, qu'une terminaison funeste était à craindre à bref délai. En effet, les ganglions du cou s'étaient tuméfiés d'une manière extraordinaire, l'enflure avait atteint jusqu'à la clavicule, la fièvre était tombée, et les fausses membranes avaient envahi la bouche dans son quart postérieur; la muqueuse était épaissie et rouge livide à la limite de la fausse membrane. Le nez laissait couler une morve sanguinolente, et la respiration de l'enfant se faisait uniquement par la bouche, accompagnée de ce gargouillement si caractéristique et si significatif. L'examen de l'urine décelait une forte proportion d'albumine. Quoi faire ? C'est alors que me vint l'idée de pratiquer systématiquement et très fréquemment des injections abondantes, plastifiantes et antiparasitaires, et c'est alors que se fit en mon esprit la confirmation, déjà plusieurs fois précédemment soupçonnée, de l'inutilité et de l'inconvénient de la cautérisation des surfaces diphthéritiques. Car, dans notre cas, je suis persuadé que si ces surfaces n'avaient pas été irritées par le caustique et congestionnées aussi par la résistance que l'enfant opposait à ces cautérisations, la marche de la fausse membrane et la tuméfaction de la région n'auraient pas été si rapides. Ayant voulu moi-même exécuter ces injections, ce n'est qu'avec beaucoup de peine que j'ai pu y réussir. Les voies étaient si obstruées par le boursouflement de la muqueuse, par la présence des fausses membranes et par les mucosités sécrétées, qu'il m'a fallu insister au moins une dizaine de fois pour parvenir à faire circuler passablement le liquide détersif. Le malade se trouva aussitôt bien de cette opération, ce qui engagea les parents à la répéter aussi souvent que je la conseillais. Malheureusement les fausses nasales étaient trop malades; de temps en temps le liquide injecté revenait par la même narine sans avoir pu franchir le bouchon qui s'était formé au delà. Alors vite, vite on m'envoyait chercher, et avec de la patience et de l'insistance, je finis toujours par atteindre mon but. Cette lutte dura deux jours et deux nuits. Le cou était toujours volumineux, l'enfant apathique et la peau était devenue pâle, luisante et légèrement marbrée. Le quatrième jour, je constatais que les voies nasales étaient facilement perméables. Des gros et fréquents bouchons d'une matière presque charneuse étaient sortis avec les injections, les téguments du cou commençaient à être un peu moins tendus et luisants, et l'inspection de la gorge me laissait voir que les fausses membranes avaient une limite plus nette, qu'elles étaient moins molles et moins adhérentes, et que la muqueuse avoisinante avait un aspect plus sain. Dès ce moment, la maladie prit une allure tranquillisante et régulière. Peu à peu le fond de la gorge se débarrassa des plaques diphthéritiques qui la couvraient, et, huit jours après l'envahissement de la maladie, l'enfant était gai, n'avait plus du tout d'enflure au cou, n'avait plus d'albumine dans ses urines, et l'appétit lui était revenu régulier. Il ne lui restait plus que la paralysie du voile du palais qui persista plus d'un mois (je ne peux pas préciser combien, car, quelques jours après la guérison, les parents avaient emmené l'enfant à la campagne).

Pendant la convalescence du petit Emile, sa sœur Jeanne, âgée de huit ans, était prise à son tour. Mais l'abstention des cautérisations et les injections pratiquées immédiatement eurent bientôt raison de la maladie sans qu'elle manifestât aucun symptôme alarmant.

Obs. V. — Un cas semblable au précédent fut présenté par l'enfant de M. M. A..., petite fille de six ans et d'une constitution excessivement lymphatique, elle avait été atteinte brusquement par l'infection diphthéritique. En moins de vingt-quatre heures les fausses membranes avaient atteint le pharynx, les amygdales, les piliers et la luette. Les ganglions du cou s'étaient hypertrophiés et avaient occasionné une tuméfaction générale du cou. Les urines présentaient une légère proportion d'albumine. La voix nasale, le gargouillement au fond de la gorge et la nécessité de tenir la bouche ouverte pour permettre la respiration, me prouvèrent que le nez était déjà envahi par l'infection. Au plus tôt je fis administrer un éméto-cathartique, et moi-même je pratiquais les premières injections. Le nez était à peine perméable, et de temps en temps il se bouchait complètement. L'état désespéré de la petite malade dura près de trois jours. Ce n'est que le soir du troisième du traitement et quatrième de la maladie que de grosses fausses membranes commencèrent à être expulsées abondamment avec les injections. En même temps le palais et l'arrière-bouche se débarrassaient aussi de leur couenne. La paralysie du voile du palais persista près de deux mois pendant lesquels, outre la voix nasale, l'enfant présentait aussi, surtout les premières semaines, le symptôme assez ordinaire de rendre une partie des aliments liquides par le nez.

Obs. VI. — Le 28 septembre 1882, M. B. C... transportait de Beida-Bordj à Sétif une de ses petites filles âgée de huit ans. Elle était malade depuis quatre jours, se plaignant de douleurs à la gorge, de difficulté de déglutition et de gêne de la respiration. Lorsque je l'ai visitée, la peau était froide, luisante et lividement marbrée. Toute la gorge, le palais, les trois quarts postérieurs des gencives et l'intérieur des joues étaient enflammés et tapissés de fausses membranes grisâtres et pultacées. Ses fosses nasales en étaient aussi complètement remplies. Un écoulement diphthéro-sanguinolent suintait en grande abondance des ouvertures nasales. L'enfant était apathique et avait le cou très tuméfié des deux côtés. Quoique je n'aie pas examiné les urines, leur excessive diminution et la triste condition de l'état général de la malade me laissaient supposer qu'elles devaient être fortement albumineuses.

Malgré que j'aie appliqué aussitôt le traitement, malgré qu'à plusieurs reprises j'aie essayé moi-même de faire les injections, il n'a pas été possible de frayer un passage au courant liquide dans les fosses nasales, et sept heures après ma première visite, l'enfant expirait.

M. B... ayant d'autres enfants, je lui ai conseillé les précautions d'isolement et de surveillance à prendre en semblables circonstances. Mais l'isolement pas plus que des injections nasales et buccales préventives ne furent pas possibles ; et dans l'espace d'un mois et demi, trois des enfants qui lui restaient furent à leur tour atteints par la diphthérie. Mais les parents, expérimentés des symptômes et de la gravité du mal, et instruits du traitement à lui opposer déjà avant mon arrivée, avaient pratiqué de nombreuses injections, et la maladie n'eut jamais de suites fâcheuses. Au bout de deux ou trois jours, les atteints étaient parfaitement rétablis. Ils n'avaient pas même été obligés de garder le lit pendant la maladie. N'aurait été la présence des fausses membranes à la gorge, il y aurait eu à se demander si vraiment ils étaient malades de diphthérie.

Obs. VII.— Pendant que la famille B. C... était frappée d'une façon si répétée par l'épidémie, il ne fut pas possible d'empêcher les enfants de la famille R..., de communiquer avec leurs voisins et cousins germains ; et à leur tour, de quatre qu'ils étaient, trois et leur mère furent successivement infectés. Malheureusement un d'eux, malgré le traitement très précoce et très soigné, succombait au septième jour de la maladie.

(Dans la série des cas qui se sont présentés à mon observation, celui-ci est le seul qui ait fait exception à la loi générale : que les lavages avec l'eau perchlorurée arrêtent l'expansion de la diphthérie à l'arbre trachéo-bronchial.)

Il s'agissait d'un enfant de dix-huit mois, de bonne constitution, bien potelé, de parents très sains, et encore nourri au sein
de sa mère. Le 28 octobre 1882, il était pris de fièvre et de léger
enrouement. Appelé immédiatement, je constatais aux amygdales deux plaques blanchâtres qui les recouvraient presque
totalement. La face de l'enfant était très injectée et la fièvre
très vive (température, 40; pulsations, 130). L'habitation de la
famille étant au bord du Bou-Sellam, rivière excessivement ma-
récageuse, et l'enfant, ainsi que toute la famille, ayant déjà
souffert d'atteintes de fièvres intermittentes, je prescrivis du
sirop d'ipécacuanha jusqu'à vomiturition, et 1 gramme de
sulfate de quinine en solution à donner en trois fois dans l'espace de trente-six heures, et en même temps on commençait
à pratiquer les injections par la bouche. Le lendemain matin
(29) l'enfant était mieux, la fièvre était tombée à température, 38,
et pulsations, 110. Cependant les fausses membranes ne s'étaieut
pas circonscrites ; au contraire, la paroi pharyngienne présentait à
son tour l'existence d'une plaque diphthéritique. La luette, les
piliers et les joues étaient intégralement sains. A ma visite du
soir, j'étais tout étonné et j'avais le regret d'entendre un léger
sifflement dans l'acte de la respiration. L'état général continuait
d'être bon. Même les pseudo-membranes sur les amygdales étaient
moins étendues. Je faisais continuer les injections. La nuit fut
assez bonne, mais la gêne de la respiration se fit de plus en
plus manifeste, de sorte que, à ma visite du 30 au matin, je me
trouvais en devoir de prévenir les parents de la possibilité et
nécessité d'une prochaine trachéotomie. Toute la journée se passa
avec une aggravation lente et constante du mal. La nuit on administra à deux reprises un vomitif, mais rien n'y fit. Le danger de
la suffocation se faisait de plus en plus menaçant, et les conditions
générales de l'enfant étant relativement très bonnes, le 31 au
matin, assisté par mon confrère le docteur Dieu, je faisais la
trachéotomie. Tout alla très bien pendant ce jour-là et le suivant. J'étais satisfait et presque certain du succès lorsque, le
troisième jour après la trachéotomie, je vis avec peine que les
ganglions cervicaux s'étaient hypertrophiés, le cou était devenu
œdémateux, et l'enfant montrait une grande prostration. D'autre
part, la respiration était gênée, on entendait du tirage au-dessous

de la canule. Cette situation dura toute la journée du 2 novembre, et à quatre heures du matin de la septième journée de la maladie et quatrième de l'opération, l'enfant succombait.

Les cas de diphthérie que j'ai eu à traiter à **Paris** se réduisent au nombre de six. Tous ont eu un résultat favorable. En voici les observations.

Obs. VIII.—Le 2 avril 1885, j'étais appelé au numéro 129 du faubourg Saint-Martin, auprès d'une enfant qui était indisposée depuis trois jours. C'était la petite I. M..., âgée de vingt-deux mois, enfant très chétive et lymphatique, à qui, quelques mois auparavant, j'avais donné mes soins pour une recrudescence de gastro-entérite consécutive à mauvais allaitement et à malentendues règles diététiques.

A mon arrivée, la petite malade avait la face injectée, la respiration un peu haletante et la fièvre très vive. Je l'examinai avec attention et je constatais qu'elle portait aux deux amygdales et aux piliers deux larges fausses membranes ; le restant de l'arrière-bouche était fortement injecté, surtout la partie postérieure du palais et la luette. L'enfant n'ayant subi aucun traitement, je prescrivis un éméto-cathartique. En même temps j'ordonnais de faire tous les quarts d'heure, le jour, et toutes les demi-heures, la nuit, des injections avec une solution de perchlorure de fer au centième. Ces injections devaient être faites dans la bouche au moyen d'une poire en caoutchouc de la capacité d'environ une centaine de grammes de liquide, et avec une certaine force, en dirigeant bien la canule vers l'arrière-bouche. Si la respiration par le nez aurait manifesté la moindre gêne, on devait, en même temps que par la bouche, diriger des injections par chaque narine, et ces injections devaient être assez abondantes et assez fortes pour que le courant liquide passât librement d'une narine à l'autre et à la bouche.

Les parents de l'enfant, ayant compris la gravité de l'affection que nous avions à combattre, exécutèrent avec beaucoup de fermeté et d'intelligence mes prescriptions. Le lendemain matin, malgré le traitement, la maladie avait fait encore un pas en avant. Les pseudo-membranes avaient gagné une partie du palais et recouvraient un côté de la luette. La fièvre cependant avait complètement disparu. J'engageai les parents à persister avec les injections buccales chaque quart d'heure. On n'eut pas besoin de recourir aux injections dans le nez. Le soir je constatais avec satisfaction que la diphthérie n'avait point fait de nouveaux progrès. L'état général de la malade était encore préférable à celui du matin. Dans la journée, elle avait pris du lait à plusieurs reprises, et n'était pas trop inquiète. On continua encore pendant la nuit les injections toutes les demi-heures, et le lendemain matin, c'est-à-dire trente-six heures après l'application du traitement, une partie des fausses membranes était déjà tombée et le restant était moins adhérent sur les bords, la muqueuse environnante ne présentait plus de boursouflement, ni cette injection vive qui constitue la disposition plus favorable à l'envahissement de la fausse membrane. Je conseillais de diminuer la fréquence des injections (toutes les heures pendant le jour et toutes les deux heures pendant la nuit). Le troisième jour, il n'y avait plus qu'un petit point blanc sur chaque amygdale, et le quatrième jour, l'enfant était complètement débarrassé des fausses membranes. Il n'y a pas eu de paralysie ou autre accident consécutif à la diphthérie.

Obs. IX. — Albert M..., âgé de quatre ans, demeurant au numéro 18 de la rue Saint-Laurent, est un enfant de tempérament légèrement lymphatique, mais ayant toujours joui d'une excellente santé, à l'exception d'une légère entérite à trois ans. Les parents sont forts et robustes.

Le 27 mai 1885, sa mère me fit chercher, effrayée, parce que son enfant ne pouvait plus parler. La voix complètement éteinte et la gêne de la respiration, lorsqu'on obligeait l'enfant à quelque mouvement, me donnèrent immédiatement le soupçon que j'étais en présence d'un cas de croup, et ce doute ne tarda pas à se confirmer. En effet, en examinant la gorge de l'enfant, on en voyait tout le fond tapissé de fausses membranes. Nous étions bien en présence d'une diphthérite qui évoluait en même temps à l'arrière-gorge et au larynx. A part cette lésion locale, les conditions générales du malade étaient excellentes ; pas la moindre trace de fièvre ; bien plus, l'enfant s'amusait tranquillement dans son lit, comme s'il eût la meilleure santé. Je lui administrais immédiatement un peu de sirop d'ipécacuanha stibié, en même temps je prescrivais rigoureusement des injections de perchlorure de fer au centième pour tous les quarts d'heure. Ces injections devaient être faites, comme pour le cas précédent, avec une poire en caoutchouc de la contenance d'environ 100 grammes, et munie d'une canule assez large afin que le jet du liquide arrivât assez fort et en grande quantité pour laver mieux le fond de la gorge, et en même temps fatiguer moins le malade. Il va sans dire qu'on devait faire ces lavages aussi pendant la nuit, malgré qu'il fût bien pénible de réveiller tous les quarts d'heure cet enfant qui, tout en ayant beaucoup de tirage, dormait paisiblement. Le lendemain matin, la gêne de la respiration était un peu plus prononcée et les plaques à la gorge n'avaient point subi de modifications. J'ordonnais un léger purgatif (du calomel), et j'insistais pour qu'on continuât les injections tous les quarts d'heure. Comme nourriture, je conseillais de faire prendre le plus de lait qu'on pourrait, et d'éviter autant que possible les autres aliments, surtout le vin, car en présence du perchlorure de fer que le malade est forcé d'avaler, ce médicament subit une décomposition et se transforme en tannate de fer, occasionnant par la suite les inconvénients (quoique non bien graves) de l'excès de ce nouveau composé dans les voies digestives.

Le soir, les fausses membranes du pharynx et des amygdales étaient disparues pour un tiers environ ; mais, par contre, le tirage se faisait toujours plus manifeste, ce qui m'obligea à prévenir les parents que peut-être la nuit ou le lendemain se présenterait la nécessité d'opérer l'enfant ; qu'en attendant, si des accès de suffocation survenaient, il y aurait lieu de commencer par un vomitif qui, peut-être, ferait rejeter les fausses membranes laryngées. Et, en effet, vers deux heures du matin, l'enfant devint si énervé, si fatigué de sa respiration, que la mère administra quelques cuillerées de sirop d'ipécacuanha qui le soulagèrent un peu. Mais ce bien-être ne dura pas longtemps ; car, à ma visite du matin, l'enfant était encore aussi gêné que la

veille. Cependant le fond de la gorge était complètement débarrassé des fausses membranes.

Me tenant toujours prêt à pratiquer la trachéotomie, je continuais à insister pour les injections faites de quart d'heure en
quart d'heure. Toute la journée se passa dans les mêmes conditions, le tirage se faisait toujours un peu plus marqué. J'étais
convaincu que je ne pourrais pas éviter l'ouverture de la trachée.

Cependant, vers le matin suivant, le malade se fit un peu plus
calme, et à ma visite, je constatais avec plaisir que le tirage avait
presque disparu, malgré que la voix fût encore absolument
éteinte. Cet état me redonna de l'espoir, et sans prescrire rien
de nouveau, je conseillais de réduire les injections de demi-
heure en demi-heure le jour, et toutes les heures pour la nuit.

L'amélioration ne persista pas ; et la nuit, il eut encore de
légers accès de suffocation. Ce n'est qu'à partir du lendemain que
les progrès vers la guérison furent continus et constants. Mais
la voix tarda longtemps à revenir. Ce ne fut qu'au bout de dix
jours qu'on put faire émettre quelques sons à notre malade, et
après une quinzaine la voix s'était faite normale.

Obs. X. — Un cas qui va prouver sans contestation la bonté
du traitement que depuis neuf ans j'oppose à la diphthérie est
celui de l'enfant Lucie L... Elle est âgée de deux ans, et de constitution un peu délicate. Le soir du 23 juillet 1885, on me fit
chercher, parce que depuis le jour précédent, la nuit et toute la
journée, elle avait été très agitée, maussade, avec la fièvre assez
vive et point d'envie de manger. En effet, elle avait la peau brûlante, les yeux injectés, l'haleine fétide et une fièvre de 39 degrés.
En arrière des angles de la mâchoire inférieure, on sentait bien
distinctement la présence de deux tuméfactions ; et à l'examen
de la cavité buccale, je constatais une rougeur vive très diffuse
de toute l'arrière-gorge, avec légère hypertrophie des amygdales, surtout de la droite, et toutes les deux présentaient une
plaque pseudo-membraneuse de la dimension de 2 millimètres
à gauche et d'un demi-centimètre à droite.

Avant de continuer, il faut que je prévienne que notre malade
habite la même maison, sur le même palier et la porte en face
de l'habitation de la famille du petit M... Cette circonstance et la

présence des fausses membranes ne me laissèrent point un instant le doute qu'il s'agissait d'une vraie diphthérite. Comme
d'habitude, je prescrivis immédiatement un vomitif, et vu la violence de la fièvre, après les vomissements, je fis donner 20 centigrammes de sulfate de quinine en solution. Avec cela j'ordonnais les injections de la solution de perchlorure de fer, en
insistant de les faire régulièrement jour et nuit tous les quarts
d'heure.

Le lendemain matin, l'état général de la malade était meilleur : la fièvre avait presque disparu ; mais la lésion locale avait
subi une légère aggravation ; l'amygdale droite était presque
tout envahie par la fausse membrane. Cependant, l'injection
générale de la muqueuse était un peu moins vive. Je conseillais
une nouvelle dose de sulfate de quinine et la continuation rigoureuse des lavages. Le soir, l'envahissement des fausses membranes s'était arrêté, et le lendemain matin, un tiers environ de
la couenne était tombé. Des injections toutes les heures furent
la seule prescription de la journée, et à la visite du troisième
jour, il n'existait plus comme manifestation morbide qu'un petit
point blanc de la dimension d'une tête d'épingle sur l'amygdale
droite. Je conseillais néanmoins de continuer encore pendant
deux ou trois jours les injections, toutes les deux ou trois heures,
tout en laissant reposer l'enfant pendant la nuit.

Mais l'enfant paraissait si bien aux parents que, pour lui
éviter quelques pleurs, ils ne firent plus rien de ce que je
leur avais ordonné. Ils ne tardèrent pas à s'en repentir, car le
surlendemain au soir, ils furent obligés de revenir me chercher : l'enfant était de nouveau bien malade, les fausses membranes s'étaient complètement reformées et plus étendues. Cette
fois elles avaient atteint même les piliers antérieurs, et à droite
la fausse membrane montait jusqu'au voile du palais. J'in-
stituais le même traitement, et au troisième jour j'avais en-
rayé de nouveau la maladie, et au bout du quatrième, il n'existait plus qu'un point blanc sur l'amygdale droite. L'état général
était excellent. Malgré la leçon précédente, cette fois encore
les parents abandonnèrent complètement le traitement avant
que toute trace de pseudo-membrane fût tout à fait disparue. Et pour la troisième fois, je devais revenir pour redonner

les mêmes soins, l'enfant ayant subi une deuxième rechute. Les fausses membranes avaient regagné les deux amygdales et une partie du voile du palais à droite. On en fut maître assez facilement au bout de vingt heures, et trois jours après il n'existait plus aucun symptôme de l'affection. Par prudence, on continua à distance les lavages jusqu'au sixième jour.

Des nombreux cas d'angine et de croup diphthéritique que j'ai eu l'occasion de traiter, le précédent est le seul où j'aie constaté la rechute après être parvenu à enrayer la maladie. Je suis heureux d'avoir eu ce cas, car il sert mieux que tout autre à prouver l'efficacité réelle du traitement.

Obs. XI. — La quatrième observation d'angine couenneuse que j'ai recueillie depuis que je suis à Paris, intéresse une personne adulte.

Mme D..., 67, faubourg Saint-Denis, fut atteinte le 6 août 1885 de fortes douleurs à la tête, courbature générale et mal à la gorge. L'ayant vue le lendemain de l'invasion de la maladie, je constatais facilement qu'elle avait une grosse plaque pseudo-membraneuse de la dimension de presque 1 centimètre sur chaque amygdale. Avec cela la malade était très abattue ; l'haleine était très fétide et la fièvre ardente. J'ordonnais : 1° une limonade purgative dans laquelle j'avais fait ajouter 3 centigrammes de tartre stibié ; 2° une dose de 50 centigrammes de sulfate de quinine ; 3° les injections avec la solution au centième de perchlorure de fer. L'amélioration de l'état général se fit manifeste dès le lendemain matin ; mais l'état général de la gorge ne se modifia que le soir après. Au bout de quatre jours, toute trace de fausse membrane avait disparu.

Je tiens à déclarer que ce cas pour moi est bien douteux au point de vue de sa nature vraiment diphthéritique. Ceux qui ont eu l'occasion de traiter un grand nombre d'angines savent combien il est difficile, pour ne pas dire impossible, de se prononcer avec assurance dans quelques cas rares sur leur spécificité. Il suffit d'ailleurs de lire les classifications par lesquelles les auteurs s'efforcent de séparer les angines différentes, pour comprendre que, surtout au point de vue clinique, il n'existe pas toujours entre elles une ligne bien nette de démarcation, une différence de symptôme facile à établir.

Obs. XII. — Un cas par contre sur lequel il n'y pouvait avoir le moindre doute qu'il s'agît de diphthérite est le suivant :

Gabrielle D..., 7 *bis*, rue Chabrol, âgée de six ans, de tempérament lymphatique et douée d'une bonne constitution, tombe malade le 30 octobre 1886. Ce soir-là, en arrivant de l'école, elle est prise d'un fort frisson, et en même temps les parents s'aperçoivent d'une tuméfaction bien manifeste à la région gauche du cou. Pendant la nuit, la fièvre fut très vive et la malade très agitée. Mais dans la matinée, la fièvre s'apaisa et l'enflure du cou était aussi (toujours d'après le dire des parents) presque disparue.

Toute la journée du 31, l'enfant ne donna aucun signe de maladie et mangea comme d'habitude. Mais à la nuit, la fièvre revint plus forte, et le lendemain matin, la mère administra à l'enfant du sirop d'ipécacuanha, qui produisit un abondant effet comme vomitif et comme purgatif. A midi, de ce même jour, c'est-à-dire le 1er novembre, l'enfant eut un fort saignement de nez qui apporta apparemment une grande amélioration. En effet, la malade voulut manger après et ne se coucha qu'à dix heures du soir. Le 2, au matin, elle souffrait beaucoup, et s'est plainte toute la journée ; le cou était très tuméfié. Malgré cet état on ne lui fit aucun traitement. Ce n'est que le 3, au matin, qu'on me fit appeler (quatre jours après l'invasion bien manifeste de la maladie). La malade venait de passer une nuit très tourmentée. Je constatais que toute l'arrière-gorge était tapissée de pseudo-membranes épaisses, grisâtres, sales. Les amygdales étaient très tuméfiées, surtout la gauche, qui atteignait la luette et la faisait même dévier. L'enfant ne pouvait presque plus parler. La voix était complètement nasale, et on entendait sans cesse ce gargouillement, ce râle caractéristique qui se forme dans la gorge des personnes qui ont les amygdales et la muqueuse pharyngienne très tuméfiées, et en qui le voile du palais et la luette sont presque paralysés par l'exagération de l'inflammation. Continuellement la bouche était ouverte pour faciliter la respiration, et des lèvres coulait la salive sous forme de bave. Le cou des deux côtés présentait une tuméfaction empâtée et très étendue qui descendait à gauche jusqu'à la région claviculaire. La fièvre était très modérée.

Je faisais administrer immédiatement un éméto-cathartique et un lavement. En même temps, je faisais instituer le traitement aux injections de perchlorure de fer. Elles devaient être faites à chaque quart d'heure dans la gorge et toutes les demi-heures dans le nez. Rarement, j'ai eu une malade plus difficile à soigner. Malgré cela, on a pu rigoureusement exécuter mes prescriptions. J'ai eu la satisfaction de constater, dès la première injection, que les fosses nasales, quoique déjà compromises, étaient encore perméables, et le courant de l'injection ressortait en même temps par les deux narines et par la bouche. Le 4, au matin, la maladie n'avait pas fait de progrès. A l'examen de la gorge, je constatais que la ligne de démarcation de la couenne était plus nette, et je *sentais* que la plaque ne tarderait pas à subir son décollement. L'état général et l'enflement du cou ne s'étaient pas encore modifiés. Le soir de cette deuxième journée de traitement, les taches pseudo-membraneuses des deux côtés étaient réduites de presque la moitié. La nuit, la malade fut plus calme, et aurait bien dormi si la nécessité des injections n'avait pas obligé à la réveiller toutes les demi-heures. Le lendemain matin, je trouvais que l'état général de l'enfant était très bon, l'enflure du cou s'était beaucoup atténuée, et il n'y avait plus qu'une petite plaque pseudo-membraneuse sur l'amygdale gauche. J'ordonnais un léger purgatif et la continuation des injections toutes les heures. A ma visite du soir, il n'existait plus aucune trace de diphthérie, on y remarquait seulement une légère hypertrophie des amygdales. Je faisais continuer encore pendant trois jours, uniquement par précaution, les injections toutes les trois ou quatre heures.

La guérison ne se démentit pas, à l'exception de la voix nasale, qui persista pendant une quinzaine de jours.

Obs. XIII. — Un nouveau cas de diphthérie se présenta à moi ces jours derniers. Mme T..., 9, rue de Suresne, me faisait appeler le 9 mai dernier. Elle me dit que, depuis une huitaine de jours, elle avait beaucoup de malaise, qu'elle avait eu souvent des frissons, et que depuis quatre ou cinq jours elle souffrait de mal à la gorge avec peine à avaler.

Sa physionomie était un peu défaite et ses yeux très abattus. Il y avait, en outre, de la fièvre, une fièvre légère à 38 degrés et demi. J'examinais tout particulièrement sa gorge, et je n'avais pas de peine à constater que sur son amygdale droite il y avait, dans la direction verticale une plaque pseudo-membraneuse avec teinte blanc d'argent et de la dimension de 3 millimètres environ sur plus de 1 centimètre.

Les tissus environnants n'étaient pas beaucoup enflammés. A gauche, la rougeur de l'amygdale et sa tuméfaction avaient la même intensité, mais à la place d'une pseudo-membrane argentine, il n'existait qu'une tache à peine visible, mal limitée, comme un nuage. Le restant de la bouche et de l'arrière-bouche ne présentait aucune lésion, si ce n'est un épais enduit grisâtre sur la langue, et l'odeur un peu fétide de l'haleine. La voix était absolument normale.

J'ordonnais une limonade purgative, deux doses de sulfate de quinine de 60 centigrammes et les lavages avec la solution et l'injection habituelles aussi fréquentes que possible. A cause de la localisation bien nette aux amygdales de la diphthérie, j'ai cru pouvoir dispenser la malade de faire les injections dans le nez. Comme régime je recommandais le lait et les potages au lait.

Le lendemain, l'état général était grandement amélioré ; sur l'amygdale gauche, à part la rougeur, on ne pouvait constater rien autre d'anormal, et l'amygdale droite n'avait plus cette plaque si nette et si brillante. Il n'y restait guère que le vestige de la pseudo-membrane préexistante.

Le troisième jour, toute trace de diphthérite avait disparu, et deux jours après, notre malade reprenait sa vie habituelle.

Souvent j'ai fait usage de l'injection de la solution de perchlorure de fer contre les angines ordinaires, surtout lorsque par leur symptomatologie et leur gravité elles rendaient le diagnostic difficile. Toujours elles m'ont donné des résultats très satisfaisants.

Si je ne les emploie pas régulièrement dans le traitement des angines catarrhales, herpétiques et ulcéreuses, le motif provient du goût âpre et désagréable occasionné par le perchlorure de fer et de l'inconvénient qui en résulte pour les dents. En effet, elles deviennent quelquefois sales et noires. Mais cet inconvénient disparaît, en général, au bout de quelque temps, sans nécessité de soins spéciaux.

Avant de terminer les quelques conclusions qui découlent des faits et considérations précédemment exposés, je tiens à déclarer que j'ai la conviction que d'autres liquides, comme l'eau boriquée, l'eau phéniquée, l'eau de chaux, etc., peuvent donner les mêmes résultats, et peut-être meilleurs que la solution de perchlorure de fer. Si je n'ai pas fait d'expériences comparatives à ce sujet, le motif en est que, ayant à traiter toujours des malades de la clientèle privée, je ne me suis point cru autorisé de me priver d'un moyen de si grande efficacité, pour faire courir à mes malades le risque d'un résultat fâcheux, toujours possible, quoique peu probable.

Malgré cela, je le répète : j'ai la conviction que d'autres liquides auraient pu rendre le même service, car, pour moi, *l'action thérapeutique du médicament qui entre dans la solution doit être bien secondaire.* La preuve en est que le perchlorure de fer a déjà été employé et de différentes manières, mais jamais avec un pareil succès.

Ce qui constitue vraiment la base du traitement dans la méthode que je propose, c'est le lavage, l'irrigation le plus fréquemment possible. C'est à ce titre uniquement, je le pense, que la méthode est vraiment nouvelle ; car ce qui, par le passé (l'injection), n'était qu'une modalité du traitement, tout au plus un moyen secondaire dont on se servait rarement, tardivement et imparfaitement, devient pour moi l'essence même du traitement, en réduisant les médicaments proprements dits au rôle de simples adjuvants de la médication.

Mais j'insiste spécialement ; *il faut que ces injections soient faites le plus fréquemment possible, le jour et la nuit,* et, si je dois compléter l'expression de ma pensée, je dirai que pour moi l'idéal de ce traitement serait une irrigation précoce, continue et faite avec une légère violence des régions déjà atteintes ou menacées de l'être par la speudomembrane diphthéritique.

CONCLUSIONS.

Résumant mes idées sur le traitement de la diphthérie, je conclus ce mémoire en disant :

1° Dans le traitement de la diphthérie, les cautérisations sont souvent nuisibles et peut-être jamais avantageuses ; il faut donc éviter régulièrement toute cautérisation des fausses membranes ;

2° Les injections avec la solution de perchlorure de

fer à 5-10 pour 1000 constituent le traitement qui a donné le meilleur résultat sur une grande série de cas et à différentes époques. Ces injections doivent être faites le plus tôt possible et tous les quarts d'heure le jour et toutes les demi-heures la nuit, ou plus rarement, suivant la gravité des cas, et il est nécessaire de les faire *larga manu* avec une poire en caoutchouc, ou avec un clysoir quelconque. A moins de cas très légers, il faut que ces irrigations, en même temps que dans la gorge, soient faites aussi dans le nez et qu'elles soient complètes, c'est-à-dire que l'eau qui entre par une narine sorte par l'autre et par la bouche ;

3° Pendant le traitement, le malade sera tenu autant que possible à la diète lactée;

4° Si des accidents secondaires, tels que fièvre vive, constipation, etc., se présentaient dans le cours de la diphthérie, il ne faut pas les négliger et appliquer immédiatement la médication voulue ;

5° Les injections pratiquées comme je les conseille, sont le meilleur préservatif contre la contagion de cette maladie ;

6° A moins d'exceptions très rares (1 sur 200), elles empêchent que la maladie s'étende aux régions voisines ;

7° Ce traitement est très facile soit pour le malade qui doit le subir, soit pour le médecin et les gardes-malades qui doivent l'appliquer ;

8° Dans des cas particuliers, ce traitement peut être complété sans difficulté ou inconvénient par d'autres procédés, comme ceux de MM. les docteurs Delthil, Geffroy, etc. ;

9° Il est le moins coûteux ;

10° Il ne nécessite pas la présence d'infirmiers spéciaux et instruits. Qui que ce soit le comprend facilement et peut l'appliquer; et il ne présente aucun danger dans le cas où il serait administré maladroitement;

11° Il est en même temps un bon traitement dans les angines catarrhales, herpétiques et ulcéreuses, et par conséquent doublement recommandable dans les cas assez fréquents de diagnostic douteux.

PREMIÈRES APPLICATIONS

DE MA MÉTHODE DE

TRAITEMENT DE LA DIPHTHÉRIE

FAITES A L'HOPITAL TROUSSEAU

A MONSIEUR CADET DE GASSICOURT

MÉDECIN DE L'HOPITAL TROUSSEAU

MON CHER MAITRE,

Vous avez eu la bienveillance de m'accorder que j'étudie, dans votre service, au pavillon Bretonneau, l'application de ma méthode de traitement de la diphthérie. C'est un grand avantage et un plus grand honneur que vous m'avez fait. Veuillez, mon très estimé maître, accepter le témoignage de mes remerciements les plus sentis.

Quoique les observations que j'ai prises, jusqu'à présent, soient trop peu nombreuses et absolument insuffisantes pour qu'on puisse juger définitivement de la valeur de la méthode, cependant je crois de mon devoir de vous donner un compte rendu sommaire de ce que j'ai fait.

Je ne pense pas que j'aie besoin de vous dire, mon savant maître, qu'il m'a été impossible, malgré tous les moyens dont je pouvais disposer, d'appliquer le traitement avec toute l'exactitude qu'il aurait fallu, d'après les principes qui m'ont guidé dans la conception de la méthode que j'ai exposée dans mon mémoire — *Contribution au traitement de la diphthérie.* Ainsi, pour ne citer qu'un fait, jamais les lavages n'ont été pratiqués tous les quarts d'heure à toutes les demi-heures : tout au plus si j'ai pu obtenir qu'on les fît environ toutes les deux heures. Forcément, pour commencer, l'application de ce système devait prêter à des imperfections, étant donné que votre tournée de service aux diphthériques du pavillon Bretonneau était près de se terminer, étant donnée l'insuffisance *absolue*, et pendant quelques jours l'inexpérience du personnel d'infirmerie, et, disons-le aussi, à cause de ce scepticisme qui, justifié chez les maîtres, devient dangereux chez les infirmiers, parce qu'il s'accorde avec une atténuation de leur travail. Ce qui les entraîne à opposer plus ou moins inconsciemment la très puissante force d'inertie à tout ce qui donne plus de peine et rompt les habitudes contractées, à moins que des ordres bien précis n'émanent de l'autorité.

Mais j'ai confiance dans votre grande bienveillance à mon égard, et encore plus dans ce sentiment élevé qui vous anime toujours en faveur de ces pauvres bébés que vous aimez tant. Et, avec la certitude que votre appui ne me manquera pas pour me débarrasser des impédimenta, qui m'ont un peu paralysé dans ces premières applications, je ne doute pas que je pourrai, pendant la prochaine session de novembre et décembre de votre service aux diphthériques, réunir des preuves suffisantes pour modifier la décourageante opinion qu'on a du traitement de la diphthérie.

Depuis le 11 juin, où j'ai commencé mes expériences, jusqu'à la fin du même mois, dix-neuf enfants ont été soumis à l'action des lavages ou des pulvérisations de la solution de perchlorure de fer. Je vais d'abord, dans un rapide résumé, exposer chaque observation en détail, et je terminerai ensuite en faisant ressortir les principales déductions qui pourront nous donner une idée d'ensemble des résultats obtenus (1).

Obs. I. — Durand (Louis), âgé de six ans et n'en paraissant que quatre, à cause du peu de développement de son corps, entrait au pavillon Bretonneau, le 10 juin. Il avait le cou très tuméfié, surtout à droite, et la respiration se faisait à bouche ouverte. Le nez était complètement obstrué par les fausses membranes. Et du jetage abondant, mélangé à beaucoup de sang, sortait continuellement par les narines et par la gorge. L'haleine était d'une odeur insupportable. A l'examen de la gorge, nous voyons que toute l'arrière-gorge et une partie du palais étaient couvertes de pseudo-membranes épaisses, grisâtres et très tenaces. Du 10 au 11 matin, on lui avait administré quelques rares lavages dans la gorge avec de la solution de chaux. Mais l'état n'avait fait que s'aggraver.

C'est dans ces conditions que M. Cadet de Gassicourt a bien voulu me permettre, sur ma demande, de commencer mes expériences, quoique, très loyalement, il déclarât que le cas était tellement grave, qu'il considérait le malade comme perdu.

(1) Je sens le devoir de remercier M. Gioux, interne du service, pour l'obligeance et la cordialité qu'il m'a témoignées : ce qui a rendu un peu moins épineuse la tâche que je m'étais imposée.

Et en même temps, je tiens à faire savoir combien je dois à M. Alexandre Basso, étudiant en médecine, qui, au titre de l'amitié, a poussé le dévouement jusqu'aux fatigues et au danger de veiller toutes les nuits, alternativement avec moi, dans les salles des diphthériques, afin que l'exécution du traitement laissât à désirer le moins possible.

A midi, je commençais les injections dans le nez et dans la gorge avec la solution au centième de perchlorure de fer. Les premières ne faisaient que provoquer le saignement du nez et de la gorge beaucoup plus abondant, et il n'y avait pas moyen qu'elles traversassent les narines dans tout leur parcours. Ce n'est qu'avec une peine et une insistance très grandes que je suis parvenu à ce résultat, surtout à gauche. En effet, au bout d'une dizaine d'injections, faites avec une grande force, l'enfant rendait par la narine gauche une immense fausse membrane, longue environ de 5 centimètres sur 2 de largeur et, à certains endroits, épaisse de 3 à 4 millimètres. Elle figurait très bien les deux cornets inférieurs. D'ailleurs, elle a été mise dans l'alcool pour être conservée à l'hôpital.

Après cette heureuse expulsion, l'hémorragie du nez s'arrêta et le cou désenfla légèrement. Les narines devinrent perméables, surtout celle qui contenait la fausse membrane. Dans la droite, le courant de l'injection passait, mais un peu gêné. De fausses membranes, en partie déjà flottantes, obstruaient encore en majeure partie cette cavité.

Mais le tirage se manifesta de plus en plus, et le soir même, à huit heures, il était si avancé, que, à toutes les inspirations, on voyait même une très grande dépression de tous les espaces intercostaux.

M. Gioux, interne du service, procéda à la trachéotomie et opéra avec tant d'habileté, que l'opération fut presque instantanée, et que l'enfant ne perdit pas plus d'une demi-cuillerée de sang.

La nuit du 11 au 12 fut relativement bonne. On entendait bien la respiration, sans qu'elle fût voilée par des râles. C'est moi-même qui veillais avec les infirmières, pour être certain que le traitement serait bien appliqué. Je continuais, à peu près toutes les demi-heures, les lavages dans la gorge et dans le nez (qui était de plus en plus perméable). En même temps, j'avais commencé des nébulisations, avec la même solution, dans la trachée.

Le 12 matin, à la visite, le petit malade se trouvait dans un état passable, qui permettait de ne pas désespérer complètement.

Mais, ce jour-là, n'ayant pu obtenir l'autorisation de rester à l'hôpital, les injections ne furent plus faites comme il aurait fallu, à cause de l'opposition qui venait de l'enfant et surtout de l'impéritie de la surveillante, qui les faisait pour la première fois.

De sorte que, le 13 au matin, les narines étaient de nouveau bouchées, le saignement de nez était revenu, le cou était plus volumineux et quelques râles très rares étaient aperçus dans la poitrine.

Je me remis de nouveau à pratiquer de mon mieux le traitement. Mais il ne me fut pas possible d'expulser les fausses membranes qui s'étaient reformées dans le nez et, à une heure et demie de l'après-midi de ce jour, l'enfant expirait.

A l'autopsie, nous avons constaté que les poumons, à part un peu d'emphysème aux sommets, ne présentaient aucune trace de diphthérie, pas plus que les grosses et petites bronches. Dans le larynx, les fausses membranes étaient presque totalement disparues.

Nous n'avons pu, à cause du manque d'autorisation, faire la section du nez pour bien voir le siège des fausses membranes dans cette région ; mais on constatait la présence de plaques diphthéritiques à l'ouverture des narines et à l'arrière-gorge, et les liquides ne pouvaient pas traverser le nez d'avant en arrière.

L'enfant était réellement mort d'hypertoxicité.

Obs. II. — Hummel (Ulysse), âgé de vingt-deux mois, était reçu à l'hôpital le soir du 11 juin. Il était malade depuis huit jours et, à son entrée, nous constations qu'il avait les amygdales et une partie du palais couverts de fausses membranes. La respiration par le nez était légèrement gênée et, en même temps, il y avait de l'extinction de la voix et du sifflement au larynx.

Il est soumis, dès son entrée, aux lavages par le perchlorure de fer dilué. Mais le croup marche si rapidement, que, le matin suivant, on était obligé d'opérer le petit malade presque asphyxié.

L'administration de l'hôpital ne m'ayant pas accordé la permission de venir dans la journée à l'hôpital et, d'ailleurs, les infirmières n'étant pas encore habituées au traitement, toute la journée du 12 et la nuit suivante on ne fit ni pulvérisations ni injections. Et l'enfant mourait le 13 au soir.

Obs. III. — Mercier (Edmond), âgé de dix ans, est entré au pavillon Bretonneau, le 13 juin, à onze heures du matin. Il avait une fièvre très vive (40°,2) et les ganglions du cou étaient très hypertrophiés. Il n'y avait pas de trace de croup. Mais, par contre, le nez, la gorge et la bouche étaient totalement tapissés de fausses membranes. Ces néo-productions étaient d'une nature particulière : elles étaient presque gélatineuses, comme neigeuses, peu tenaces et d'une reproduction très rapide. A ces symptômes, il faut ajouter un délire très intense.

On administre au plus tôt un lavement purgatif et un demigramme de sulfate de quinine. En même temps, on commence à pratiquer très fréquemment les injections et dans le nez et dans la bouche. Une infinité de débris de fausses membranes s'éliminent.

Il n'est guère possible de s'imaginer une chute plus abondante et une reproduction plus rapide de celle à laquelle nous avons assisté. Avec cela, la fièvre persistait toujours très ardente (40°,5), les ganglions du cou ne diminuaient pas de leur empâtement et de leur tuméfaction, et le délire de paroles et d'actions devenait de plus en plus inquiétant. Dans la nuit, on lui redonna un lavement purgatif et une nouvelle dose de sulfate de quinine. Mais la maladie continuait à s'aggraver. On avait toutes les peines du monde pour faire rester le malade au lit, et les fausses membranes venaient de plus en plus abondantes. Il y avait de quoi désespérer.

Le 14, la fièvre et le délire continuèrent dans les mêmes proportions. Cependant, vers le soir, la bouche commença à se déterger, quoiqu'il y eût un peu de gêne de la respiration, à cause du gonflement extraordinaire de l'isthme du gosier.

La nuit a été encore très agitée, et la fièvre conservait toujours la haute température de 40°,2/5, malgré une nouvelle dose de 50 centigrammes de sulfate de quinine.

Le matin du 15, il n'y avait plus guère que l'arrière-gorge qui fût couverte de fausses membranes. Les lèvres étaient un peu fuligineuses, et le nez était presque complètement dégagé. On administra un purgatif suivi d'une nouvelle dose de sulfate de quinine.

Le 16 au matin, l'état de la gorge ne donnait plus d'inquiétude, mais la persistance des manifestations du délire et de la fièvre et l'existence toujours plus prononcée des fuliginosités aux lèvres décidaient M. Cadet de Gassicourt à évacuer le malade dans la salle des typhiques.

Il sortait guéri un mois après.

Obs. IV. — Ghelli (Marius), âgé de sept ans, était un enfant bien constitué, quoique maigrelet. Admis à l'hôpital, le 16 juin au soir, il était malade depuis quinze jours, et le croup datait depuis trois jours. A notre examen, nous avons constaté que le nez saignait au moindre effort ou au moindre attouchement, et qu'il était embarrassé par des néo-productions diphthéritiques, et que des fausses membranes minces et très limitées existaient sur les amygdales, dont la couleur était presque normale. La voix était fortement éraillée et nasale.

On lui administra au plus tôt des lavages dans la gorge et dans le nez, qui lui provoquèrent des accès de toux assez bénigne et, au bout d'une demi-heure, l'expulsion par le nez d'une fausse membrane très mince, mais longue de près de 3 centimètres sur 1 centimètre de largeur. En même temps, le saignement de nez s'arrêtait.

Le lendemain matin, la voix était à peine voilée, et l'état du malade était tellement amélioré que, à la visite, on jugeait que la diphthérie était de forme si peu grave, qu'elle serait guérie, presque à coup sûr, avec ou sans n'importe quel traitement. Et on me faisait suspendre les injections de perchlorure de fer dilué.

La journée se passa relativement bien. Mais, dans la nuit, le tirage se manifesta, et le 18, à onze heures du matin, il était si fort, que l'enfant faillit étouffer. On eut à peine le temps d'appeler M. l'interne, qui pratiqua sur-le-champ la trachéotomie. D'abondantes fausses membranes venaient expulsées.

On me permit de reprendre le traitement d'après ma méthode. Mais une fièvre très vive apparaissait immédiatement après l'opération, des rhonchus se déclaraient dans toute la poitrine, et le malade mourait le lendemain, moins de vingt-quatre heures après l'opération.

L'autopsie nous a fait constater que les grandes et les petites bronches étaient remplies de fausses membranes.

Obs. V. — Peiffer (Jean-Gérard) est un enfant bien constitué. On ne peut pas savoir depuis quand il est malade. Son entrée à l'hôpital a lieu le 18 juin. Il est atteint de diphthérie qui occupe en partie les fosses nasales, mais surtout l'arrière-gorge (amygdales, piliers, luette, palais membraneux, etc.). Il y a aussi des plaques diphthériques limitées et isolées sur la langue et sur la lèvre inférieure. Et toutes ces manifestations sont accompagnées d'une forte tuméfaction avec empâtement du cou à droite. La température est de 39°,3.

Le 19 on le soumet au traitement par les injections très fréquentes dans la gorge et dans le nez. La maladie fait encore quelques légers progrès du côté du palais, et les plaques isolées dans la bouche sont plus nombreuses. Le 19 au soir, il y avait même déjà un peu de tuméfaction à gauche et celle de droite était augmentée. Le 21, se manifeste de l'érythème diphthérique, qui s'étend aux bras, aux jambes et à la face. La fièvre, ce jour-là, était de 39°,3 le matin.

A partir de ce moment l'affection commence à décroître, et le 25 la diphthérie avait disparu.

Un abcès s'étant formé au cou à droite, M. l'interne ordonnait de suspendre les lavages de perchlorure de fer pour les remplacer par ceux d'eau boriquée et faits plus rarement. A cause de cet abcès, le petit Peiffer était encore à l'hôpital lorsque nous avons dû suspendre nos études.

Obs. VI. — L'enfant Logre (Louis) est âgé de quatre ans. Depuis cinq mois il est toujours malade. D'après les parents, il eut la rougeole et la coqueluche, suivies de bronchite, qui lui durait encore lorsqu'il fut pris de mal à la gorge. Après avoir été soigné de cette dernière affection, pendant huit jours chez lui, il était amené, le 21 juin, à cinq heures du matin, à l'hôpital Trousseau. On nous dit que depuis la veille la voix était devenue cassée. Au moment de son entrée l'enfant était cyanosé, la voix était complètement éteinte, il y avait un fort tirage sus et sousternal permanent. La gorge, quoique très enflammée, présentait à peine de fausses membranes. L'état de la respiration du petit malade était si grave, qu'on procéda sans retard à la trachéotomie. Pendant l'opération et pendant les premières heures qui la suivirent, aucune fausse membrane ne fut expulsée. La dyspnée persistait, quoique la température fût de 36°,8 et quoique l'examen de la poitrine nous révélât que la respiration était assez pure dans toute l'étendue. Me trouvant à l'hôpital, où j'avais passé la nuit pour veiller à ce que le traitement fût mieux appliqué, je me mis moi-même autour du petit malade pour le réchauffer et lui administrer les irrigations et les pulvérisations bien tièdes de la solution de perchlorure de fer.

Sous l'influence de cette médication, je parvenais à rappeler la chaleur à la peau, la cyanose disparaissait, et ce n'est que cinq heures après l'opération que notre malade commençait à expulser quelques fausses membranes, toutes les fois qu'on lui faisait la pulvérisation.

Le 22, de très larges fausses membranes étaient rejetées par la canule. Le 23, un peu de fièvre se manifesta avec quelques râles qui, étant donné l'état précédent du malade, firent craindre qu'une grave broncho-pneumonie était en train de s'ouvrir. Je lui administrai deux fois 30 centigrammes de sulfate de quinine, j'insistais sur les pulvérisations dans la trachée, et après quelques jours d'un état fébrile, où la température dépassa même 39 degrés, notre malade redevenait complètement apyrétique.

Vers la fin du mois, à cause du voisinage d'un diphthérique coquelucheux, il avait quelques accès spasmodiques, mais légers, et il commençait à se lever lorsque nous avons suspendu le traitement.

Obs. VII. — Duplessis (Georgette) âgée de cinq ans, fut admise d'urgence à l'hôpital, le 22 juin. Elle avait l'angine avec fièvre depuis quinze jours, et le larynx était pris depuis trois jours. Lorsqu'elle entra à Bretonneau, la suffocation était si menaçante, qu'on procéda aussitôt à la trachéotomie.

Immédiatement après l'opération se réveilla une fièvre ardente avec un mouvement ascensionnel non discontinué, malgré deux doses assez rapprochées de 30 et de 50 centigrammes de sulfate de quinine.

On lui fit les pulvérisations avec la solution de perchlorure de fer tiède, qui provoquèrent d'abord l'expectoration de quelques rares fausses membranes. Mais bientôt la canule devint de plus en plus sèche, la broncho-pneumonie se fit bien accentuée, et l'enfant mourait le lendemain de son entrée à l'hôpital.

A l'autopsie on a constaté que les fausses membranes avaient envahi jusqu'aux petites bronches des lobes inférieurs.

Obs. VIII. — Boquet (Léon) trois ans, malade d'angine depuis le 18 juin, et la voix étant rauque depuis le 20, ses parents l'amènent à l'hôpital le 22. A ce moment, il a des fausses membranes peu épaisses sur les deux amygdales, mais il n'y a pas trace de jetage; l'engorgement ganglionnaire est très modéré. La voix est éraillée, presque éteinte; la respiration est obscure, mais sans tirage permanent et sans accès de suffocation, pas de fièvre. On le soumet aussitôt au traitement.

Le 23, à la visite, on trouve que le croup laryngé est moins prononcé, la voix n'est qu'à demi voilée, mais on constate que le tirage est plus fort et que la gêne respiratoire est beaucoup plus accentuée, le croup s'était fait surtout trachéal. Le soir même, après plusieurs accès de suffocations, on était obligé de l'opérer. On lui pratiqua immédiatement après, très fréquentes, les pulvérisations. Il eut, les deux premiers jours, un peu de fièvre avec quelques rhonchus disséminés dans la poitrine, mais sans présenter aucun symptôme bien inquiétant. Le troisième jour, on commençait à lui enlever la canule et il sortait de l'hôpital le premier dimanche de juillet.

Obs. IX. — Senouque (Juliette-Marthe), âgée de trois ans. Elle était malade depuis trois jours et avait le croup depuis deux, lorsque le 22 juin au soir on l'amenait à l'hôpital. De nature très lymphatique et ayant la figure bouffie, elle ne pouvait plus respirer par le nez et elle avait la peau brillante et lividement marbrée. La gorge était tapissée de manifestations diphthériques.

Soumise aux injections dans le nez et dans la gorge, elle rendait au bout d'une heure une volumineuse fausse membrane très épaisse, ayant près de 2 centimètres de large sur près de 4 centimètres de longueur. Mais la gêne respiratoire, fatalement, s'augmentant sans cesse, elle était opérée le 23 au matin, et elle mourait la nuit du même jour, plus d'empoisonnement que de lésions pulmonaires.

Nous n'avons pu faire l'autopsie.

Obs. X. — Bille (Henri), âgé de cinq ans. Enfant de la province, amené à Paris le 22 juin, il y contracta la diphthérie. Elle a débuté trois jours après son arrivée et le 27 juin on le conduisait à l'hôpital.

Il était abattu et avait de la gêne de la déglutition. Le côté gauche du cou était légèrement tuméfié et l'amygdale correspondante était recouverte d'une fausse membrane. La voix était claire.

Soumis aux lavages habituels, la maladie augmenta encore légèrement pendant un jour. En effet, une trace à peine visible de fausse membrane s'était manifestée à droite et la gauche paraissait être plus prononcée. Cependant, le deuxième jour du traitement, l'amélioration se fit bien nette ; une grande partie de la plaque du côté gauche était déjà tombée, et quatre jours après on pouvait considérer l'enfant comme guéri de la diphthérie. Il n'y eut qu'un accident dans le cours de la maladie. Les parents de l'enfant lui ayant apporté, dans les premiers jours de sa convalescence, des gâteaux en abondance, il en fit une indigestion, de sorte que, brusquement, nous constations une élévation de température à près de 40 degrés. Nous étions dans la crainte d'une grave complication possible. Mais ce symptôme alarmant disparaissait dans la nuit même et l'enfant sortait complètement guéri le deuxième dimanche de juillet.

Obs. XI. — Patrat (Léonie), âgée de trois ans, entrait à l'hôpital le 23 juin à cause d'angine légère et de croup très avancé. Celui-ci datait de la veille et celle-là durait depuis quatre jours. Le tirage étant trop fort et les accès de suffocation menaçants, on pratiqua la trachéotomie dès l'entrée.

Elle rendit immédiatement des fausses membranes et en expulsa encore plus par l'effet des pulvérisations. Mais, aussitôt après l'opération, s'allumait une fièvre ardente et des râles abondants étaient aperçus disséminés dans toute la poitrine.

Le lendemain 24, la température était de 40°,4, l'état général très mauvais. On craignait qu'elle ne passât pas la nuit. Dès qu'on restait quelque temps sans faire de pulvérisations, la canule se desséchait et l'anxiété de la petite malade augmentait.

Jamais je n'ai eu l'occasion de constater, comme dans ce cas, combien elles sont utiles, ces pulvérisations, malgré que la diphthérie ait gagné les dernières ramifications bronchiales; et cela soit par l'atténuation de la sécheresse de la canule qui est très pénible, soit encore plus par le réveil de l'excitabilité et tonicité des bronches, qui retrouvent la force d'expulser, en partie ou totalement, les sécrétions et néoproductions qui les embarrassent.

L'état de mort presque imminente, qui déjà avait commencé le 25, continua pendant deux jours, et la pauvre enfant expirait le matin du 27.

Nous n'avons pas été autorisé à faire l'autopsie.

Obs. XII. — Lefèvre (Gaston), trois ans. Il entre à l'hôpital le 23 juin au soir. Malade depuis quatre jours, le croup s'est déclaré chez lui depuis deux jours, et à son entrée le tirage sus et sousternal permanent est si violent, qu'on pratique sans retard la trachéotomie.

Aussitôt après l'opération il rend des fausses membranes par la canule.

On lui administre assez souvent les pulvérisations tièdes, qui facilitent et provoquent de plus en plus l'expectoration. On lui fait aussi des lavages dans la gorge, parce que les fausses membranes tapissent les amygdales. L'amélioration se fait rapidement. Le troisième jour on lui enlevait déjà pendant quelque temps la canule; malheureusement, le quatrième jour de son entrée il était atteint de la scarlatine. Évacué dans une chambre à part, la scarlatine suivit son cours régulier. Mais ayant supprimé le traitement par le perchlorure de fer, reparaissaient à la gorge les plaques diphthéritiques, qui cédèrent bientôt sous l'influence de ce traitement.

Mais l'odyssée morbide de notre petit malade n'était pas encore terminée, car il lui survint de la coqueluche, pour laquelle il était encore à l'hôpital à notre dernière visite.

Obs. XIII.—Parmentier (Louis), âgé de vingt-deux mois. Le soir du 24 juin, apporté au pavillon Bretonneau de la salle Barrié, où il était depuis plusieurs jours, il avait du tirage permanent sus et sousternal. Nous n'avons pas rencontré de diphthérie à la gorge. Il fut opéré immédiatement. Mais il ne rendit pas de fausses membranes, quoique la trachéotomie l'eût beaucoup soulagé. Nous l'avons soumis aux pulvérisations tièdes d'eau perchloroso-ferrugineuse, qu'on continua pendant trois jours.

Le 27, il était évacué aux morbilleux.

Obs. XIV. — Marie Chanson, âgée de cinq ans, entrait à l'hôpital le matin du 24 juin. Cette enfant, douée d'assez bonne constitution, souffrait de la gorge depuis quinze jours et il y avait cinq jours que le croup s'était manifesté. Il est bon à noter aussi que trois semaines auparavant elle avait été atteinte de rougeole.

A son entrée au pavillon Bretonneau il n'y avait plus de fausses membranes dans la gorge. Par contre, la voix était complètement éteinte. L'état général bon.

Je fais administrer les irrigations avec la solution de perchlorure de fer. On les continue toute la journée, et le lendemain l'amélioration devient bien marquée. On les suspend une partie de la journée du 26 pour les reprendre le soir même, et on les continue encore pendant trois jours, mais de moins en moins.

La guérison s'accentue toujours de plus en plus, et elle sortait de l'hôpital le premier dimanche de juillet.

Obs. XV. — Morin (Berthe), âgée de cinq ans, entrait à l'hôpital le 25 au soir, en état de menace d'asphyxie. Elle était malade depuis cinq jours et le croup datait de deux jours. A peine arrivée, elle fut opérée. L'asphyxie était si avancée, qu'elle faillit mourir sur le lit d'opération. Elle perdit beaucoup de sang. Immédiatement après une fièvre vive (température, 40 degrés) se développa, qui me fit craindre un mauvais résultat. Mais bientôt, sous l'influence de l'administration de quelques doses de sulfate de quinine et de la pulvérisation tiède d'eau perchlorurée, elle rendait de très grosses fausses membranes. J'oubliais de dire qu'il n'y avait plus de trace de fausse membrane à la gorge, lorsque l'enfant entra à l'hôpital. Le 25, l'état général de la petite malade était bien médiocre. Des rhonchus disséminés étaient entendus un peu dans toute la poitrine, et la température persistait élevée. Le 27 aussi l'amélioration n'avait pas encore lieu. Et de la canule, à toutes les pulvérisations, sortait, avec quelques fausses membranes, une très abondante sécrétion mucopurulente.

A partir du 28, la fièvre commença à céder, l'état général se fit meilleur. Mais l'expectoration continua encore cinq ou six jours avec une abondance exceptionnelle. Le soulagement que la malade éprouvait toutes les fois qu'on lui pratiquait la pulvérisation mérite d'être signalé. On peut s'en rendre compte approximativement en pensant que, à l'aide de ce moyen, les premiers jours elle se débarrassait chaque fois, sans compter les fausses membranes, d'expectorations aussi abondantes et aussi denses que celles d'un tuberculeux à la période de fusion.

La marche vers la guérison ne se démentit jamais, et notre fillette devait sortir de l'hôpital le deuxième dimanche du mois de juillet.

Obs. XVI.—Le Meur (Jeanne), âgée de six ans, était à l'hôpital Trousseau, dans la section de chirurgie, pour une arthrite scrofuleuse du genou. C'est là qu'elle contracta la diphthérie. Il n'est guère possible de trouver le fil qui lui a amené cette maladie ; car la séparation des diphthériques, à Trousseau, est soigneusement faite dans le pavillon Bretonneau, qui se trouve isolé du restant de l'hôpital par un très grand jardin, et qui a ses propres infirmiers ne communiquant pas avec les autres.

Elle avait le croup depuis deux jours lorsqu'on évacua cette enfant dans le service des diphthériques. C'était le 25 juin au matin. A notre examen, nous constatons l'existence de plaques diphthériques sur les amygdales et une respiration croupale avec léger tirage sus-sternal. On la soumit immédiatement aux lavages répétés et le plus fréquemment possible. Le 26 au matin, la voix était un peu moins rauque et la respiration plus libre. La gorge aussi était en meilleures conditions. Il y avait presque à espérer qu'on pourrait éviter la trachéotomie. Le même jour, M. l'interne de garde, sans me prévenir, ne jugeant probablement pas le cas assez grave, fit suspendre les injections avec la solution de perchlorure de fer.

La nuit suivante notre malade avait plusieurs accès de suffocation, et le 27 au matin on était obligé de l'opérer. Ce n'est qu'à la visite de ce jour que j'ai connu cette suspension de mon traitement. A ce moment la malade avait déjà une fièvre de 39°,8 et l'état général était bien abattu.

Je fis reprendre les injections dans la gorge et faire des pulvérisations dans la canule.

Le 28, la malade était en très mauvais état, la fièvre avait encore augmenté, la canule devenait de plus en plus sèche, et la mort survenait le 29 au matin.

OBS. XVII. — Roussel (Camille-Alice), âgée de quatre ans, entre le 25 juin au pavillon Bretonneau après avoir souffert chez elle pendant trois jours, de fièvre, épistaxis et angine. A notre visite, nous constatons que le nez est rempli de fausses membranes qui occasionnent un suintement de sang plus ou moins pur à tous les mouvements et à tous les efforts que fait la malade. Les amygdales sont très tuméfiées et toute la gorge est tapissée de fausses membranes grisâtres très adhérentes. Le cou est légèrement tuméfié. La respiration ne se fait que par la bouche. La voix, d'ailleurs, est tout à fait normale. On fait immédiatement les lavages dans la gorge et dans le nez. Mais ceux-ci d'abord ne réussissent pas, la solution revient par la narine qu'on injecte. On insiste, et enfin au bout d'une quinzaine d'injections on parvient à expulser de la narine droite plusieurs fausses membranes volumineuses. La narine gauche est plus difficile à dégager. Mais on y réussit aussi. Dès que ce résultat est obtenu, l'état général de la malade devient rassurant. On continue le traitement. L'injection circule bien dans les deux narines. Des fausses membranes sont encore rejetées par le nez. Petit à petit la gorge se nettoie, les amygdales reviennent sur elles-mêmes, et la tuméfaction du cou disparaît.

L'enfant sortait de l'hôpital les premiers jours de juillet complètement guérie.

Obs. XVIII. — Mlle X..., âgée de deux ans. Apportée à Trousseau le 27 au soir en état de suffocation imminente, elle fut opérée sans retard. On lui fit les pulvérisations. Elle rendit quelques fausses membranes. Mais la canule ne tarda pas à se dessécher et elle mourait de broncho-pneumonie le lendemain matin, 28.

Obs. XIX. — Enfant de dix-huit mois. On l'amène à l'hôpital en état d'asphyxie, le 27 au soir. Il est opéré immédiatement. Malgré la trachéotomie, la respiration s'établit mal et la poitrin est pleine de râles.

Pour ne pas encourir le reproche de ne choisir que les cas heureux, afin d'avoir une statistique favorable, malgré qu'il n'y eut aucune possibilité de succès, surtout en tenant compte de l'état général détestable, comme pour le cas précédent, je faisais administrer quand même les pulvérisations.

Naturellement le résultat fut comme on l'avait prévu : car, douze heures après son entrée à l'hôpital, l'enfant était mort.

Si nous cherchons à dégager de ces observations ce qui, particulièrement, peut nous intéresser au point de vue du traitement que nous avons appliqué, nous constatons de premier abord que nous avons eu la mortalité de 9 sur 19.

Mais il nous faut établir la vérité des faits, qui changera complètement les conclusions qu'on serait tenté de déduire, si nous ne nous appuyions que sur le total brut des observations.

En effet, vous n'ignorez pas, mon savant maître, que, après avoir donné mes soins pendant un jour aux enfants Durand (Louis) et Hummel (Ulysse), à cause d'un malentendu avec l'administration, il m'a été défendu de le continuer pendant les vingt-quatre heures suivantes, et la mort avait lieu le troisième jour. L'enfant Ghelli

(Marius) fut traité pendant douze heures avec avantage par le lavage avec la solution de perchlorure de fer. On m'obligea de suspendre le traitement pendant vingt-quatre heures et on ne me permit de le reprendre que quinze heures avant la mort, qui survint le troisième jour de l'entrée de l'enfant à l'hôpital. Il en est de même de la petite Jeanne Le Meur, pour laquelle on me fit suspendre le traitement toute la journée qui précéda la trachéotomie.

De sorte que justice veut que ces quatre cas, ces insuccès, ne soient pas au passif de ma méthode. Au contraire, en étudiant bien l'observation du petit Durand, surtout celle de Ghelli et même celle de la petite Le Meur, il y a à se demander si le résultat n'aurait pas pas été différent dans le cas où l'on aurait continué sans interruption le traitement.

Si à cela nous ajoutons que les enfants Duplessis (Georgette), Senouque (Juliette), la petite fille de deux ans couchée au lit n° 13, et l'enfant de dix-huit mois couché au lit n° 14 des garçons, n'ont vécu que de douze à vingt-quatre heures à l'hôpital, nous devons reconnaître que réellement il n'y a qu'un cas, celui de la petite Patrat (Léonie), couchée au lit n° 9, dans lequel, malgré l'application plus ou moins rigoureuse, il y ait eu vrai insuccès.

Si, en faisant un pas en arrière, j'appelle votre attention sur ce que j'ai écrit spécialement dans la communication que j'ai faite à la Société de médecine, vous reconnaîtrez, mon savant maître, que ce que j'avançais à propos des diphthéries angineuses et nasales s'est plus que réalisé dans tous les cas (quoique peu nombreux) que j'ai traités dans votre service.

En effet, soit qu'il s'agisse de l'angine bâtarde, mais toujours exceptionnellement grave du petit Edmond Mercier, qui fut suivie ou fut une manifestation de fièvre typhoïde, soit qu'il s'agisse de la diphthérie grave nasale, angineuse et à manifestations cutanées du petit Peiffer, ou de la diphthérie moyenne nasale et angineuse de la petite Roussel (Camille), ou bien de l'angine légère du jeune Bille (Henri), ou bien encore de la réapparition de l'angine diphthérique chez le petit Lefèvre (Gaston), atteint de scarlatine après trachéotomie, on ne peut que constater que les résultats furent assez rapides et tous favorables.

Dois-je encore faire noter à l'actif de la méthode que j'ai employée le succès dans le cas du petit Logre (Louis), qui, malgré sa coqueluche, sa rougeole et sa bronchite, non interrompues depuis cinq mois, est maintenant à son vingtième jour de trachéotomie et dans les meilleures conditions ?

Avant de finir je ne ferai que toucher aux objections qui ont été formulées : 1° que les expériences ont été faites pendant une série heureuse ; 2° que la durée de la maladie dans les cas heureux a été aussi longue qu'avec les autres traitements. A la première je répondrai que l'examen impartial des observations tendrait plutôt à prouver le contraire ; et à la seconde je répéterai que l'amélioration s'est manifestée très rapidement ; mais que, dès qu'un certain degré de diminution de la maladie était atteint, malgré mes recommandations, on suspendait ou on négligeait l'application du traitement.

D'ailleurs je n'ai aucunement dès à présent la prétention de vouloir tirer la moindre déduction concluante de ce petit nombre d'observations. Qu'il me suffise pour le moment de faire constater que le traitement que je propose n'est pas nuisible, qu'il ne donne pas lieu de craindre qu'il aura plus d'insuccès que les autres, et enfin qu'il mérite d'être sérieusement expérimenté. A la juste et longue application à venir, et à l'examen impartial des faits d'établir plus tard qu'il *n'est plus vrai* l'axiome que *tous les médicaments employés pour combattre la diphthérie sont impuissants.*

Veuillez croire, mon cher maître, à l'expression de ma sincère gratitude, et de la plus grande estime de votre tout dévoué

Dʳ G. GUELPA.

10 juillet 1887.

QUELQUES CONSIDÉRATIONS ET PROPOSITIONS

AU SUJET

D'UN CAS DE DIPHTHÉRIE[1]

MESSIEURS,

Il y a deux mois environ que j'ai eu l'honneur d'exposer à votre savante appréciation un travail que j'ai fait sur le traitement de la diphthérie. Depuis lors j'ai eu l'occasion d'observer en ville quatre nouveaux cas de cette affection : deux de simple angine, un d'angine compliqué de scarlatine, et le quatrième de diphthérie angineuse et croupale. Les trois premiers eurent un résultat favorable. Le dernier se termina avec la mort. C'est de celui-ci et non des premiers que je veux vous parler, persuadé comme je suis que ce n'est pas en cachant les insuccès qu'on établit durablement une méthode de traitement, et également convaincu que c'est surtout l'étude approfondie et suivie des cas malheureux, qui nous permet de découvrir plus facilement les causes d'insuccès et de trouver la voie pour les éviter.

Le 22 mai dernier, la petite Lepine, demeurant à Paris, rue Marie-et-Louise, n° 3, était prise de mal à la gorge et courbature générale. Fille de mère paraplégique elle était très chétive et atteinte de strabisme. Quoique très intelligente et âgée de cinq ans et demi,

(1) Communication et discussion à la Société de médecine pratique.

physiquement elle ne paraissait pas en avoir plus de trois. Étant très souvent indisposée, et d'ailleurs les parents étant de très pauvres ouvriers, ils ne se préoccupèrent pas du malaise de leur petite fille, malgré qu'ils l'adorassent, malgré qu'elle fût la seule qui leur restât de six enfants. Ce n'est que six jours après qu'ils se décidèrent à m'appeler pour la soigner.

Je la trouvai très abattue, malgré que la fièvre fût très modérée (38 degrés). La respiration était assez facile, mais à bouche ouverte, et la voix, quoique non éteinte, était déjà légèrement voilée. L'examen de la gorge me fit constater sur le larynx, les amygdales, les piliers, la luette et le palais membraneux l'existence d'épaisses fausses membranes irrégulières et d'un teint pâle grisâtre. En outre, les amygdales étaient hypertrophiées de manière à se toucher. Les fosses nasales, quoique légèrement atteintes, cependant étaient perméables. A l'auscultation, pas de signes anormaux. J'instituai immédiatement le traitement suivant : tous les quarts d'heure, une irrigation abondante dans la gorge au moyen d'une poire en caoutchouc chargée de solution au 10 pour 1000 de perchlorure de fer. Toutes les heures, une semblable irrigation dans chaque narine. Ces irrigations devaient être scrupuleusement continuées aussi la nuit. En outre, je faisais administrer 30 centigrammes de sulfate de quinine en solution, qu'on devait répéter le jour suivant. Dès le lendemain matin, l'état de la gorge était déja amélioré : par ci par là on voyait des endroits découverts de fausses membranes. Le soir, les trois quarts des plaques diphthéritiques avaient disparu à la gorge. Mais du sifflement se faisait sentir au larynx. Tout en réduisant les irrigations dans le nez, j'engageais les parents à ne point les négliger dans la gorge, et en même temps je les prévenais de la nécessité probable de la trachéotomie.

Dans la nuit de samedi à dimanche (23-24) l'enfant rendit une grande fausse membrane, et le matin je constatais que la voix était un peu moins rauque, et que le sifflement était à peine sensible. Mais il n'était point difficile de prévoir que l'exsudat diphthéritique était en voie de se reformer. Et en effet, le soir même les parents me présentaient une nouvelle fausse membrane ayant irrégulièrement la forme d'un macaroni de la longueur de 4 centimètres environ, et de l'épaisseur de presque 1 millimètre. Je faisais continuer encore le même traitement.

Mais lundi, à trois heures du matin, le tirage s'était manifesté si profond, la respiration si difficile et bruyante, et les angoisses de l'enfant étaient devenues si pénibles, que la vie était compromise à court délai. Je tentai les vomitifs, je tentai le chatouillement de la gorge avec les barbes d'une plume. Rien n'y fit. Je retardai encore (trop, je pense) dans l'espoir que peut-être la fausse membrane serait expulsée pour la troisième fois. Mais le danger se faisant toujours de plus en plus imminent, et d'ailleurs la température persistant très modérée (38 degrés), je pris enfin les dispositions pour la trachéotomie.

Tenant compte de l'extrême affaiblissement de la malade, je pensai me servir du thermo-cautère pour

-l'incision des parties molles afin d'éviter toute perte de sang, et, assisté par mon ami M. Basso, étudiant en médecine très distingué, à six heures du matin je pratiquai la trachéotomie sans qu'aucune complication soit venue entraver la bonne réussite de l'opération.

L'enfant se trouva immédiatement soulagée. La journée se passa très bien, ainsi que la nuit; si bien que les parents négligèrent de continuer les irrigations dans la gorge. Mardi matin (vingt-quatre heures après l'opération), les fausses membranes avaient regagné certains endroits de la gorge, qui en étaient déjà indemnes deux jours auparavant, et j'avais le regret d'entendre des râles disséminés dans la poitrine. En même temps on me présentait plusieurs débris de fausses membranes bien organisées, qui avaient été expulsées par la canule; constatations qui me donnèrent malheureusement la certitude que la diphthérie occupait plus ou moins toute l'étendue de l'arbre aérien.

Je fis reprendre immédiatement les irrigations fréquentes dans la gorge, et pour combattre la diphthérie de la trachée et des bronches, j'imaginai d'utiliser la solution de perchlorure de fer sous forme de pulvérisations par la canule, vu son efficacité certaine dans le nez et dans la bouche. L'effet de cette médication, à certains points de vue, dépassa mes prévisions.

J'ai remarqué d'abord que ces pulvérisations sont très facilement supportées. Elles ne font que provoquer une toux, non de suffocation, mais naturelle, légère ou intense à volonté de l'opérateur, à l'aide de laquelle les sécrétions et les fausses membranes (au moins de la trachée et des grosses bronches) viennent, rejetées au dehors sans fatigue.

Outre cet avantage de provoquer une toux bienfaisante, ces pulvérisations rassainissent la muqueuse bronchiale où elles peuvent l'atteindre, et elles servent en même temps comme moyen de désinfection de la plaie, qui, de la sorte, se trouve pour ainsi dire soumise au spray désinfectant, et elles ont le grand avantage de conserver un état d'humidité dans la trachée, état très favorable à la guérison de la maladie, et qui est spécialement recommandé par tous les auteurs. Il va sans dire que la solution de perchlorure de fer doit être maintenue à une température tiède.

L'état de notre malade continua apparemment en bonnes conditions. Les fausses membranes étaient de nouveau presque disparues de la gorge. Mais l'auscultation de la poitrine nous révélait que les petites bronches se prenaient de plus en plus. Et mercredi soir la fièvre se développait menaçante, la température dépassait déjà 39 degrés, la respiration se faisait très fréquente (50 degrés), et la canule commençait à se dessécher. Les pulvérisations de solution tiède faites assez souvent modifiaient bien ce desséchement, mais ces heureux effets ne persistaient pas longtemps.

Jeudi, la broncho-pneumonie des deux côtés était bien évidente, et vendredi matin l'enfant mourait (1).

(1) Un mois après, dans la même maison, un petit enfant de dix-huit mois était atteint de diphthérie avec angine pseudo-membraneuse et forte tuméfaction des ganglions du cou. Dans l'espace d'une semaine, il était complètement rétabli à la suite de l'application du même traitement.

Cette observation a été pour moi grandement instructive. Les quelques considérations que j'ai déjà faites dans le cours de l'observation en sont une preuve. Il y en a encore que je vais brièvement vous exposer.

En premier lieu je veux vous répéter la remarque qu'à propos d'une observation je vous ai déjà faite dans ma précédente communication : c'est-à-dire que sous l'influence de la suppression des lavages avant la totale disparition des fausses membranes, elles se sont immédiatement reformées pour disparaître de nouveau, dès qu'on a recommencé le traitement. Nous avons là une preuve incontestable de l'action heureuse de l'irrigation fréquente du terrain morbide.

Une note spéciale mérite d'être faite à propos de l'incision des parties molles avec le thermo-cautère. Il est vrai qu'elle a permis d'éviter la perte de quelques grammes de sang. Mais, par contre, quels inconvénients ! Une épaisse eschare s'est formée, qui a augmenté grandement l'étendue de la plaie, et qui a occasionné une vaste ulcération, cause de souffrances pour la malade, et de suppuration relativement abondante. Certes, que dorénavant, probablement jamais plus, la considération d'une légère perte de sang ne m'arrêtera de me servir de préférence du bistouri pour l'opération de la trachéotomie.

Un écueil que j'éviterai aussi à l'avenir est celui de retarder trop longtemps l'exécution de la trachéotomie dans l'espoir trop souvent illusoire qu'un heureux effort arrive pour épargner au malade la nécessité de subir cette opération. On assiste pendant douze, vingt-quatre heures ou plus à un tirage pénible qui ne fait que de fatiguer, irriter, préparer à l'inflammation le restant des voies respiratoires, et surtout les dernières ramifications bronchiales.

Quoi d'étonnant alors que nous ayons si fréquents les emphysèmes et en particulier la broncho-pneumonie pour clore la triste scène de l'évolution croupale !

En pratiquant l'ouverture de la trachée dès que le tirage permanent est établi, nous diminuerons les chances de ces complications, et il nous sera possible d'exercer en temps plus utile sur la muqueuse trachéo-bronchiale l'action modificatrice de la solution perchlorurée pendant que les conditions du malade seront plus favorables pour réagir contre les conséquences de l'acte opératoire.

Les excellents résultats des nébulisations de la solution de perchlorure de fer dans la trachée m'ont donné l'idée de l'avantage qu'il y aurait à les faire aussi dans le larynx. Car avec l'irrigation dans la gorge, probablement par l'effet de la fermeture rapide de l'épiglotte, bien peu de la solution doit pénétrer dans le larynx, et avec les pulvérisations par la canule il n'y a pas possibilité que le brouillard perchloruré puisse remonter étant donnée la forme de la canule. De sorte que, à bien considérer, nous voyons que le siège, peut-être principal, de la diphthérie, le larynx, est absolument en dehors de la portée de toute médication : dans ces conditions, il devient probablement terrain plus favorable à la reproduction du microbe pathogène ; car, avec la canule, nous supprimons le courant d'expiration, qui par le fait physique est presque le seul moyen, quoique faible en ces cas, d'élimination des productions diphthéritiques.

J'ai pensé qu'il est facile d'obvier en partie à cet inconvénient en modifiant la double canule. Il suffit pour cela que la canule externe présente une ouverture de la dimension de près d'un centimètre sur le côté convexe à un centimètre environ du pavillon. Avec cette modification, en sortant la canule interne, nous pouvons aisément faire pénétrer les nébulisations dans les parties supérieures en même temps que dans les régions au-dessous de la canule.

A ce propos il y a lieu d'avoir des soins spéciaux dans la pratique de l'introduction et de la sortie de la canule interne. Veuillez, en effet, vous imaginer pour un instant la canule externe fenêtrée comme je le conseille, et mise dans la trachée. Vous comprendrez aisément que la muqueuse trachéale fera plus ou moins hernie dans la fenêtre de la canule, car la fenêtre ne peut pas correspondre absolument et uniquement avec la lumière du canal aérien. Qu'arriverait-il si on ne prenait aucun soin pour introduire ou sortir la canule interne? On ne manquerait pas de pincer ou guillotiner chaque fois la muqueuse herniée, comme me l'a fait très bien remarquer notre savant et très expérimenté confrère, M. Cadet de Gassicourt.

Nous pouvons éviter cet inconvénient en procédant de la manière suivante : lorsqu'on veut sortir la canule il suffit de la faire glisser de manière qu'elle appuie continuellement par sa paroi supérieure : avec ce soin la muqueuse ne peut pas s'entremettre entre les deux canules.

Pour l'introduction, il faut faire pénétrer la canule interne tout lentement, et dès qu'on sent un léger obstacle, qui serait produit probablement par la muqueuse herniée, on fera un léger mouvement d'extraction et en même temps on tâchera d'appliquer la convexité de la canule interne contre l'externe. S'il le faut, on répétera cette petite manœuvre qui a pour but de réduire la muqueuse herniée. Dès qu'on aura la perception que rien ne se trouve entre les deux canules, il n'y aura qu'à continuer à faire glisser la canule interne bien appliquée contre l'externe.

J'ai insisté un peu sur cette manœuvre, car elle peut éviter des causes d'insuccès. Cependant il ne faudrait pas croire qu'elle soit aucunement difficile ou trop minutieuse.

Je pense aussi qu'il est préférable d'enlever deux fois par jour la canule externe à l'effet de nébuliser la portion de la trachée correspondant à la canule.

En procédant de la sorte, presque tout le terrain envahissable et envahi par la fausse membrane sera soumis à l'action médicatrice : l'infection générale diphthérique sera moins probable, presque impossible, l'extension de la pseudomembrane sera beaucoup plus enrayée, et les guérisons seront plus fréquentes et plus rapides. Dans ces conditions et avec ces précautions, la trachéotomie ne sera plus seulement un moyen de gagner du temps, ou un pis-aller pour courir quelque chance contre une mort certaine. Elle deviendra, au contraire, un moyen habituel et précoce pour enrayer la marche de l'affection, et pour en accélérer la guérison.

Avec cela je n'ai pas la prétention d'avoir résolu complètement le difficile problème du traitement de la diphthérie sous toutes ses formes et à toutes les périodes. Non, telle n'est pas ma pensée. Malheureusement nous aurons toujours dans la diphthérie une mortalité assez élevée, surtout à cause des trompeuses premières manifestations de la maladie, et de l'ignorance et de la négligence des parents à recourir assez tôt aux soins du médecin. Mais, ce dont je ne doute point, c'est que cette mortalité descendra de beaucoup probablement au-dessous de la moyenne de celle des autres maladies contagieuses ; et cela, soit en ville soit à l'hôpital, si, dès qu'on sera en présence du malade, on ne tarde pas un instant à appliquer le traitement avec l'exactitude et le dévouement que nécessitent la gravité réelle et le danger de pareille affection.

M. Cadet de Gassicourt ne veut pas discuter en ce moment l'efficacité plus ou moins grande de la méthode du docteur Guelpa par les injections de perchlorure de fer dilué. La question est à l'étude, et les faits actuels ne permettent pas de la résoudre.

Il fait remarquer seulement que, pour se rendre compte de la valeur d'un traitement local, quel qu'il soit, il faut avoir bien présentes à l'esprit les données du problème. Or, même dans les conditions les plus favorables, c'est-à-dire lorsque les fausses membranes sont accessibles aux topiques, et siègent exclusivement sur les amygdales, il ne faut pas oublier que les parties visibles de ces fausses membranes ne sont que l'épanouis-

sement de celles qui existent dans les cryptes amygda-
liennes. D'où il résulte que les topiques n'attaquent
jamais toute la fausse membrane, mais une partie seulement de celle-ci.

Il fait remarquer, en outre, que M. le docteur Guelpa
raisonne un peu comme si l'efficacité de son traitement
était certaine, et que les conclusions qu'il tire de son
observation sont souvent une pétition de principe. Or,
les essais tentés jusqu'ici dans le service de l'hôpital
Trousseau ne permettent pas de conclure. Il convient
du reste, volontiers, que les conditions dans lesquelles
on se trouve placé à l'hôpital ne sont pas très favorables.
Les injections de perchlorure de fer dilué sont destinées
à arrêter la marche envahissante de la diphthérie, et à la
maintenir locale, et malheureusement les malades n'arrivent dans nos salles, le plus souvent, que quand la
diphthérie a envahi le larynx et même la trachée.

Quant à l'observation que vient de lire le docteur
Guelpa, il n'a que peu de chose à lui dire. Il constate
d'abord que, dans ces cas, le perchlorure de fer n'a pas
empêché l'extension des fausses membranes au larynx,
à la trachée et aux bronches. Les pseudo-membranes,
il est vrai, ont disparu deux fois à l'arrière-gorge pour
reparaître dès que le traitement a été interrompu. Mais
c'est là un fait qui est très souvent obtenu sous l'influence de divers traitements locaux, en particulier sous
l'action des irrigations d'eau de chaux.

M. Guelpa conseille d'opérer les croups dès que le
tirage permanent commence à s'établir. Je crois que la
trachéotomie pourrait quelquefois, dans ces conditions,

être trop hâtive. Car on a vu, en pareil cas, l'expulsion spontanée ou provoquée de fausses membranes rendre l'opération inutile. Mieux vaut attendre que le tirage soit sus et substernal, et que l'auscultation fasse constater l'absence de respiration. Mais c'est un point délicat sur lequel le temps ne me permet pas d'insister.

Enfin, M. Guelpa conseille d'injecter une solution diluée de perchlorure de fer directement dans la trachée et dans les bronches par la canule, une fois la trachéotomie faite. Il propose même une canule particulière, qui permettrait d'obtenir une pulvérisation plus parfaite. J'avoue que ce procédé me paraît quelque peu dangereux, et que je n'oserais ni le conseiller, ni l'exécuter. Je craindrais de provoquer ainsi l'éclosion d'une broncho-pneumonie.

Telles sont les quelques remarques auxquelles je me borne pour aujourd'hui.

M. Tison. Vers 1877 ou 1878, Forget a fait une thèse dans laquelle il rapporte des expériences faites sur des chiens et des lapins pour montrer que les pulvérisations pénétraient jusqu'au fond des petites bronches.

M. Dujardin-Beaumetz s'élève complètement contre cette manière de voir. Les pulvérisations ne pénètrent pas. Si certaines expériences ont pu paraître contradictoires, c'est que dans ces cas le liquide tombait par son propre poids, grâce à la position déclive forcée de la tête de l'animal, ou bien lorsque celui-ci asphyxiait.

M. Cadet de Gassicourt. Les poussières elles-mêmes ne pénètrent pas. Ainsi, dans les expériences faites au sujet du traitement préconisé par M. Delthil, les pous-

sières de charbon n'ont été trouvées dans les bronches
que des malades trachéotomisés.

M. Guelpa. D'abord, je profite de cette occasion pour
remercier de nouveau M. le docteur Cadet de Gassicourt
de l'honneur et de la confiance qu'il m'a témoignés en
m'accordant d'expérimenter ma méthode dans son service de l'hôpital Trousseau. Maintenant je vais tâcher
de disculper cette méthode des graves observations et
reproches qui viennent de lui être adressés.

L'éminent auteur du *Traité clinique des maladies de
l'enfance* attire d'abord l'attention sur le fait que les
fausses membranes ne sont pas toujours accessibles
aux topiques, même lorsqu'elles siègent exclusivement
sur les amygdales, attendu que dans ce cas les parties
visibles de ces fausses membranes ne sont que l'épa-
nouissement de celles qui existent dans les cryptes amyg-
daliennes. Si j'avais exprimé quelque part l'idée que,
avec les lavages d'eau perchloruro-ferrugineuse, mon
but principal fût celui d'attaquer la fausse membrane,
M. Cadet de Gassicourt aurait parfaitement le droit de
m'adresser cette objection. Mais il faut s'en rapporter à
ce que j'ai écrit, à ce que j'ai exposé devant cette savante
société, c'est-à-dire que, avec les injections, on arrive surtout à modifier les tissus environnants de la fausse membrane, en sorte de les rendre probablement stériles à la
culture du microbe diphthéritique. Notre modeste expérience nous a toujours prouvé que la fausse membrane
circonscrite ne résiste pas longtemps, elle tombe toute
seule si elle n'est pas, pour ainsi dire, ravivée par ses
expansions, je dirai presque par son alimentation dans

la muqueuse qui l'environne. On voit dans ces cas que cette muqueuse qui est autour de la plaque perd de l'injection, la transition de l'une à l'autre se fait plus marquée, et la plaque paraît plus soulevée : on dirait qu'elle se décolle et s'exfolie en allant de la périphérie au centre, ne laissant à son lieu et place ni ulcération, ni desquammation de la muqueuse, comme il arrive lorsqu'on la cautérise ou lorsqu'on l'enlève avec violence. Est-ce que le perchlorure de fer va rassainir graduellement la muqueuse d'implantation de la fausse membrane? Ou est-ce que le microbe diphthérique n'a pas une longue existence s'il ne trouve pas toujours du nouveau et abondant milieu de culture ? Je ne saurais le dire. En tout cas, j'ai toujours constaté ce fait lorsqu'on agit avant que la diphthérie ait produit des ravages trop pernicieux. J'insiste donc, au risque de me répéter, qu'avec les lavages fréquents d'eau perchlorurée je vise plutôt à rassainir la muqueuse qu'à attaquer la fausse membrane, dont la vitalité au bout de peu de jours va naturellement s'épuiser.

Au reproche de raisonner un peu trop comme si l'efficacité de mon traitement était certaine, étant donné que les essais tentés jusqu'ici dans le service de M. Cadet de Gassicourt ne permettent pas de conclure, je pense que je ne puis mieux répondre qu'en reportant textuellement quelques lignes de conclusion de la lettre que j'ai eu l'honneur d'adresser à M. Cadet de Gassicourt... « D'ailleurs, je n'ai aucunement la prétention de vouloir tirer la moindre déduction concluante de ce petit nombre d'observations. Qu'il me suffise pour le moment de faire constater que le traitement n'est pas nuisible, qu'il ne donne pas lieu à craindre qu'il aura plus d'insuccès que les autres, et enfin qu'il mérite d'être sérieusement expérimenté. » Dois-je ajouter que, comme je l'ai fait constater dans cette lettre, à cause des difficultés de service et du trop bref laps de temps, ma méthode n'a pu être appliquée qu'avec des imperfections capitales?

Je suis pleinement d'accord avec M. Cadet de Gassicourt, lorsqu'il manifeste que malheureusement les malades n'arrivent à l'hôpital, le plus souvent, que quand la diphthérie a envahi le larynx. C'est la même pensée que j'avais exprimée dans une précédente communication. Mais il ne faudrait pas non plus exagérer cet inconvénient. En effet, un certain nombre assez élevé de malades (je ne pourrais pas en fixer la proportionnalité) rentrent à l'hôpital dans des conditions relativement bonnes, et ce n'est que un, deux, trois jours ou plus après, qu'on voit se manifester la perniciosité de l'affection. Dans la même condition se trouvent ceux qui contractent la diphthérie dans les salles mêmes de l'hôpital. On m'objectera que dans ces cas on a affaire à des diphthéries hypertoxiques à l'état plus ou moins latent, contre lesquelles tout moyen curatif échoue fatalement. C'est juste sur ce point que je tiens à attirer l'attention pour exprimer une fois nettement mon opinion, quelque peu importante que puisse être la valeur qui lui viendra de ma pauvre expérience. En effet, mon observation attentive, qui ne se porte que sur près de trois cents cas de diphthérie, m'a prouvé régulièrement que les diphthéries à leur origine ne sont pas hypertoxiques. A part de très rares exceptions, elles débutent par une forme relativement légère, forme légère qui, selon la constitution et l'idiosyncrasie du malade, persistera pendant quelques heures (rarement), ou bien pendant quelques jours, ou complètement pendant toute la durée de la diphthérie. Or, c'est précisément pour éviter que la diphthérie dépasse de beaucoup sa première expression, que le plus souvent j'administre les irrigations *fréquemment* répétées de la solution de perchlorure de fer; et je ne crois pas que les faits me donneront beaucoup de démentis, en assurant que le traitement appliqué dans ces conditions aura généralement (je ne dis pas toujours, car l'absclu n'existe pas en médecine) un résultat favorable. A cela on peut bien opposer l'argument spécieux de dire que les cas qui, avec ce traitement, n'arrivent pas à l'hypertoxicité sont des cas de nature foncièrement bénins. Contre des adversaires si *conservateurs*, je comprends que la partie n'est pas facilement gagnée. Il n'y a qu'un argument qui puisse modifier leur conviction : c'est une statistique imposante et indiscutable. Grâce à l'obligeance et à l'impartialité de M. Cadet de Gassicourt, je ne désespère pas de pouvoir la fournir dans un délai pas trop éloigné.

M. Cadet de Gassicourt, très adroitement, relève mon cas d'insuccès (1), et fait remarquer que le perchlorure

(1) C'est le seul résultat malheureux sur onze cas de diphthérie que j'ai soignés à Paris, abstraction faite des cas observés à l'hôpital. A Sétif, sur plus de deux cents cas, j'avais eu d'abord la mortalité de 15 pour 100, et dans les derniers temps celle de 10 pour 100.

de fer n'a pas empêché l'extension des fausses membranes au larynx, à la trachée et aux bronches. Mais il
néglige de reconnaître que lorsque j'ai soumis la petite
Lépine au traitement, elle avait déjà la voix légèrement
voilée, quoique non éteinte. Or, nous savons que bien peu
de l'injection faite dans la bouche peut pénétrer dans
le larynx, à cause de la brusque fermeture de l'épiglotte,
et que, par conséquent, le lavage de cette partie devient
très imparfait. Et c'est précisément pour parer le plus possible à cet inconvénient, que je propose de ne pas tar-
der trop longtemps à pratiquer la trachéotomie dans
le but d'arriver à temps pour pouvoir rassainir la muqueuse laryngo-trachéo-bronchiale. Pour ce qui est des
fausses membranes qui ont reparu à l'arrière-gorge, je
ne ferai que redire ce que j'ai avancé dans le cours de
mon observation, à savoir que ces fausses membranes
se sont reproduites uniquement parce qu'on avait interrompu les lavages recommandés.

Et, à l'objection de M. Cadet de Gassicourt, j'ajoute-
rai qu'il est bien loin de ma pensée de contester que
les irrigations d'eau de chaux ne puissent pas produire
le même résultat, mais toujours à la condition, au
moins, qu'elles soient faites comme je pratique celles
de perchlorure de fer. Comme preuve de ceci, dans ma
première communication concernant le traitement de
la diphthérie, j'avais soin de faire noter que, dans
la méthode que je préconise, ce n'est pas tant dans
l'action du perchlorure de fer que j'ai confiance, mais
plutôt dans l'effet des lavages *très fréquemment* renou-
velés; et j'ajoutais que probablement on obtiendrait

les mêmes résultats aussi avec les irrigations d'eau phéniquée, ou boriquée ou *de chaux*.

Je veux bien admettre, avec M. Cadet de Gassicourt, que l'opération faite un peu hâtivement peut enlever, à quelques rares malades, la chance de guérir sans opération. Mais, à mon tour, je me permettrai de faire observer à mon savant contradicteur (qui, je n'en doute pas, est certainement de mon avis) que le nombre des malades qui meurent faute d'opération faite assez tôt est immensément (sans proportion) plus grand. A ce compte-là le domaine de la chirurgie serait bien limité, si elle devait se restreindre à opérer seulement lorsqu'il n'y a plus *absolument* aucun espoir de s'en retirer autrement; car, en général, dans presque toutes les affections, quelque graves qu'elles soient, il y a toujours des cas d'exception qui guérissent sans le secours du chirurgien.

Enfin, pour terminer, M. Cadet de Gassicourt manifeste la crainte que le fait d'injecter une solution diluée de perchlorure de fer directement dans la trachée et dans les bronches par la canule, une fois la trachéotomie faite, ne constitue un moyen quelque peu dangereux, qu'il n'oserait ni conseiller ni exécuter : il craindrait de provoquer ainsi l'éclosion d'une broncho-pneumonie. J'ai peine à comprendre cette objection de la part de M. Cadet de Gassicourt, après l'examen impartial des observations prises dans son service. En effet, sur dix-neuf cas de diphthérie qui font le sujet des expériences faites jusqu'à présent à l'hôpital Trousseau, je doute qu'on puisse trouver un seul enfant dont la mort doive être imputée au traitement institué. Et cela malgré que l'exécution opératoire, comme je l'ai dit, prêtait forcément à des imperfections. Car je ne suppose pas qu'on veuille attribuer à l'action des pulvérisations avec la solution de perchlorure de fer la broncho-pneumonie des quatre enfants morts moins de vingt-quatre heures après leur entrée à l'hôpital. Pour me justifier de cette accusation, il me suffit de citer ce que M. Cadet de Gassicourt nous dit à la page 275 de son précieux *Traité clinique des maladies de l'enfance :* « ... Toute broncho-pneumonie trouvée à l'autopsie des sujets morts moins de vingt-quatre heures après la trachéotomie, est une broncho-pneumonie qui a débuté avant l'opération. »

A propos de la question soulevée par M. le docteur Tison sur les expériences faites pour montrer que les pulvérisations pénétraient jusqu'au fond des petites bronches, je me rallie sans réserve à l'opinion exprimée par M. le docteur Dujardin-Beaumetz. Les études faites à l'hôpital Cochin sous la direction de notre excellent président ont prouvé sans contredit que lorsque les bronches n'ont pas perdu complètement leur activité fonctionnelle, leur ressort, elles ne permettent pas aux liquides de pénétrer dans leurs dernières ramifications, à moins qu'on ne fasse intervenir l'habitude et la volonté arrêtée du malade, ou qu'on agisse très lentement comme à l'insu de l'innervation qui veille à la conservation de la liberté respiratoire. Comme l'a fait justement noter M. Cadet de Gassicourt, les poussières elles-mêmes ne pénètrent pas. Il n'y a à cette règle que de très rares

exceptions, comme nous le voyons par exemple aux au-
topsies des personnes qui ont été exposées pendant
très longtemps à la respiration des poussières de charbon. Je crois inutile de dire que je n'ai jamais eu la
pensée de pouvoir atteindre la diphthérie lorsqu'elle a
gagné les extrémités bronchiales. Dans ces cas, les pulvérisations perdent presque tout leur mérite, mais elles
ne sont pas dangereuses, et elles peuvent encore aider
à l'expectoration, comme le ferait la pulvérisation, quel
que soit le liquide employé tiède.

Où les pulvérisations doivent apporter un grand et
le principal appoint à la thérapeutique de la diphthérie,
c'est dans les cas où la fausse membrane n'a pas dé-
passé la trachée. Or, nous savons que, dans la grande
majorité des cas, les enfants qu'on opère se trouvent
dans cette condition au moment de la trachéotomie.

Je ne pense donc pas d'exagérer la portée de mes
espérances, en répétant ce que je concluais de mon observation, c'est-à-dire que je ne doute pas que pour
la diphthérie la mortalité deviendra probablement au-
dessous de la moyenne de celle des autres maladies
contagieuses si, dès qu'on sera en présence du malade, on ne tarde pas un instant à appliquer le traitement avec l'exactitude et le dévouement que nécessitent
la gravité réelle et le danger de pareille affection.

Paris. — Typographie A. HENNUYER, rue Darcet, 7.